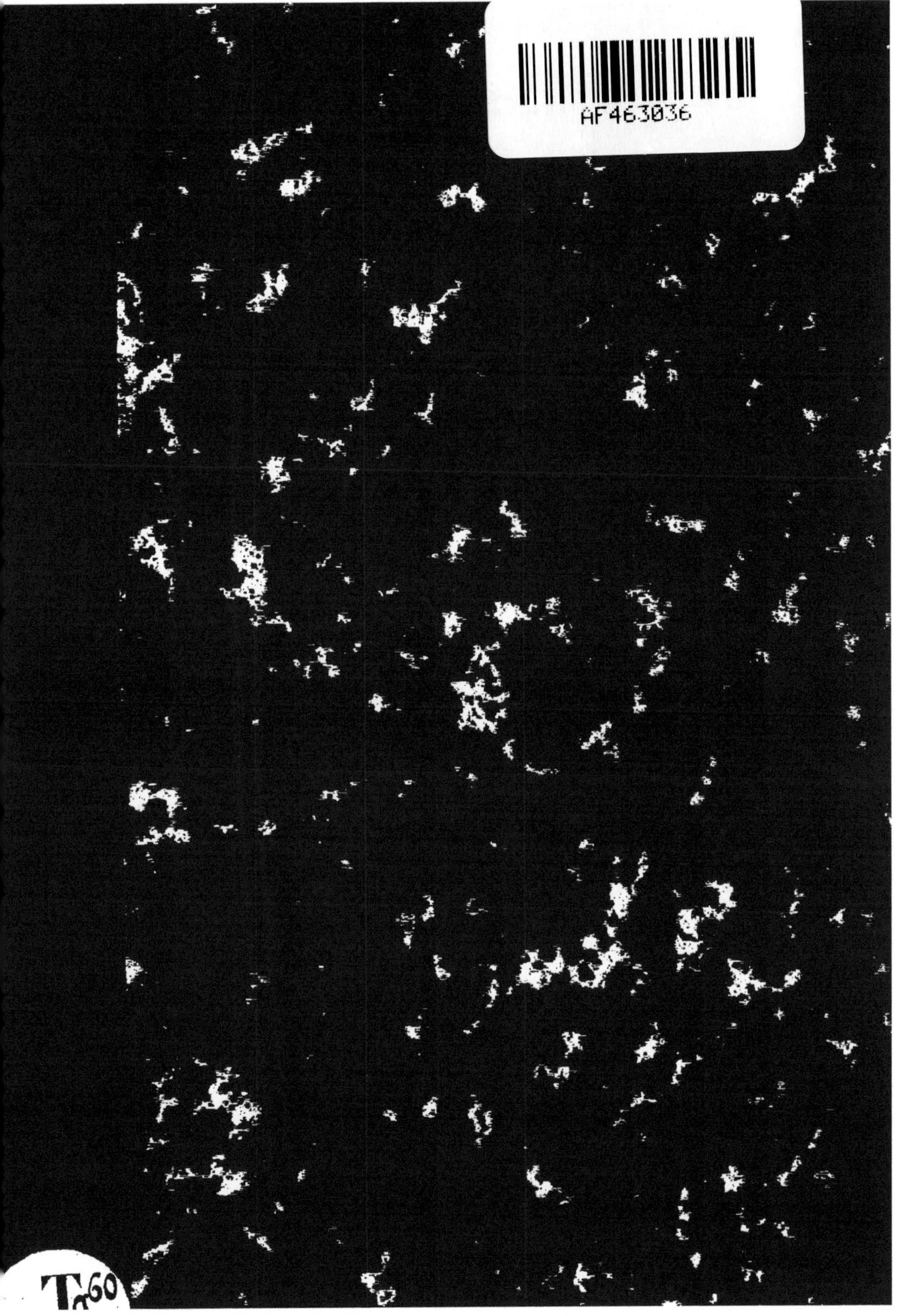

# DE LA LIGUE

CONTRE

# LES VIVISECTIONS

DÉDIÉ ET ADRESSÉ

EN TOUTE BONNE VOLONTÉ

AU

PEUPLE FRANÇAIS.

# DE LA LIGUE

CONTRE LES

# VIVISECTIONS

OU

# LA NOUVELLE CROISADE

PAR

UN ANGLAIS



PARIS
ERNEST LEROUX, ÉDITEUR
28, RUE BONAPARTE, 28.

1879.

NEVERS, IMP S. GOURDET ET FILS.

# " DE LA LIGUE

## CONTRE LES

# VIVISECTIONS "

Mesdames et Messieurs,

Sous ce titre : *De la Ligue contre les vivisections* (1), il a paru, à Paris, une brochure d'un tel caractère, qu'il est impossible pour un Anglais à qui le sujet est familier et qui a à cœur l'honneur de l'humanité, de la science et de son pays, de la laisser sans réponse et sans protestation. Dans cette brochure, en effet, non-seulement la science est dégradée, mais la noble croisade qui a été entreprise, en Angleterre, pour le relèvement de la science et de l'humanité par la suppression des expériences de vivisection, est calomniée et ravalée dans un style qui implique de la part de son auteur un grave manque de tête et de cœur.

(1) De la *Ligue contre les vivisections,* précédé d'un aperçu sur Cl. Bernard, par le Dr Th. Caradec, — Pau. L. Ribault, 1878.

Cette malheureuse brochure, malgré les attaques qu'elle contient, n'aurait pas suffi à nous faire écrire ces pages s'il s'agissait ici d'un fait unique ou isolé. Mais, comme elle représente tout un système, elle mérite une réponse. Car, avec tout son mauvais goût, ses mauvais sentiments et sa mauvaise logique, elle n'est que l'écho trop fidèle d'un sentiment qui prédomine, non-seulement à Paris et en France, mais dans l'Europe entière et chez tous les peuples chrétiens. J'entends le sentiment contre les efforts de ces associations, à l'une desquelles j'ai l'honneur d'appartenir, dont le but est de racheter et l'espèce humaine et la race animale, celle-là du reproche et celle-ci de la souffrance dont les menace le développement qu'on veut donner aux recherches physiologiques. Mon désir n'étant pas seulement de triompher d'un adversaire dont la faiblesse égale l'outrecuidance, mais bien de travailler de toutes mes forces au progrès de la cause que nous défendons; je veux, dans cette brochure, traiter ce sujet à fond et sous toutes ses formes, sans ménager personne et sans omettre aucun des bons arguments que je pourrais trouver.

Mais pour atteindre ce but, il sera nécessaire que mon appel puisse être entendu et compris non-seulement des savants au courant de la question, mais de tout le monde, car la question traitée n'est pas seulement, en effet, une question scientifique, c'est aussi une question de morale, une question qui se rattache aux principes fondamentaux de l'association humaine. Et la nécessité de cette méthode est d'autant plus grande que, non-seulement la vivisection, par elle-même, entraîne la répudiation de toute morale, mais que la morale elle-même est en général rejetée par tous ces hommes de science, comme quelque chose dont ils n'ont pas à se préoccuper, puisqu'ils ne peuvent l'apercevoir à travers leur microscope, la disséquer avec leur scalpel, ou en constater l'existence de quelque autre façon par leurs sens corporels. De là, naît pour moi la nécessité absolue de faire appel à un auditoire moins restreint et moins exclusif que celui du monde scientifique, et notamment à cette fraction du grand public en qui la conscience morale vit et agit encore, mais qui, jusqu'à présent à acquiescé à l'énormité.

J'écris dans la supposition qu'il existe en France, aussi bien que dans mon pays, un nombre considérable d'hommes et de femmes, qui, possèdent une claire notion du juste et de l'injuste, sont désireux de voir la vie publique et les institutions de leur pays en conformité avec ces principes de droiture qu'ils observent eux-mêmes comme individus. Il n'est pas douteux qu'il y ait parmi vous, aussi bien que parmi nous, un grand nombre de personnes qui, en vertu de l'étendue et de la vivacité de leurs sympathies, ressentent comme une injure personnelle, tout acte de cruauté et d'injustice exercée contre une créature, à quelque degré de l'échelle animale qu'elle appartienne. Et il est certain que ces personnes mises en présence des folles cruautés accomplies au nom sacré de la science, ne voudraient goûter aucun repos jusqu'à ce qu'elles les aient proscrites de leur pays. Si parmi vous, il existe de ces personnes, le moment est venu pour elles de se lever. Car jusqu'ici aucune voix n'a encore trouvé d'écho contre l'effroyable mal que je combats ; et, autant que je puis l'affirmer, bien peu de voix se sont élevées. Encore, celles-ci s'adressaient-elles moins au public qu'à ceux-là même qui trouvent un intérêt dans le mal combattu.

Votre clergé lui-même a gardé le silence, quoique ses ministres appartiennent à l'église appelée chrétienne et catholique, et quoique ils exaltent sans cesse le symbole de la tendresse divine comme le principal moyen de rédemption.

Oui, la cruauté froide, égoïste et lâche commise sur des êtres innocents et sans appui, est certes le plus vilain des péchés, puisqu'elle montre non pas un cœur égaré par défaut de jugement ou excès de passion, mais un cœur froid, sans générosité, sans vie; et pourtant cette cruauté est commise tous les jours à côté de nous; et l'Eglise reste silencieuse et ne fait pas le moindre signe de réprobation. A quoi faut-il attribuer cette indifférence? Est-ce à la crainte de se voir rappeler comment dans son triste passé elle-même traitait les hérétiques? Ou bien est-ce parce que l'Eglise est elle-même en proie au matérialisme triomphant (cause du mal que je déplore) au point d'être exclusivement occupée de ses intérêts matériels? Quoiqu'il en soit, je vois clairement que ce n'est pas du côté des prêtres que je puis être entendu. C'est donc aux membres de la classe que j'ai d'abord désignée, soit au dedans soit au dehors du giron de l'orthodoxie, que je dois adresser mon appel. Ce sont eux en effet qui constituent ce sel de la terre, cet élément à la fois purifiant et vivifiant, dont la présence est le salut d'un pays et dont l'absence est la ruine. Bref, mon appel s'adresse à ceux qui représentent la conscience morale de la nation française, au nom de notre commune humanité. Il n'est pas fait dans un esprit d'égoïste pharisaïsme. J'ai trop conscience de nos propres défauts pour prendre un pareil rôle. Car nous aussi, nous avons péché, nous aussi, nous sommes coupables.

Néanmoins, si nous manquons de quelques précieuses qualités que vous avez en partage, mais dont il ne peut être question dans le sujet qui nous occupe, nous en avons qui vous manquent et qui sont maintenant en jeu.

Ainsi, dès que nous avons constaté un mal, nous ne

pouvons nous défendre de le poursuivre sans relâche. Vous, au contraire, vous nous paraissez trop enclins à admettre que puisque la liberté est une bonne chose, et puisque quelques hommes veulent et doivent être méchants, vous avez parfaitement raison en les laissant libres d'exercer leur méchanceté tout à leur aise. Et vous poussez si loin les conséquences de ce principe que, lorsque leur méchanceté les porte à infliger les plus cruelles tortures à des milliers d'animaux qui sont, en somme, votre chair et votre sang, vous les laissez faire en paix. Et pourtant, vos animaux méritent bien ce titre que nous leur donnons, car non-seulement ils sont les créatures du même Père universel, mais ils sont, comme vous, enfants du sol et de l'air de France, et, comme vos propres enfants, quoiqu'à un degré au-dessous, appelés à jouer un rôle dans le grand progrès de l'évolution. Jamais les animaux n'ont été considérés autrement par la religion, la philosophie et la vraie science.

Les torturer, c'est torturer les derniers nés et les plus faibles de votre propre race. Et il n'y a pas de droit qui vous autorise à le faire, sinon le droit du plus fort, le droit de la force brutale. Vos hommes de science cependant considèrent qu'ils seraient frustrés d'un droit légitime si on leur enlevait celui-là. Ils réclament, comme quelque chose dû à leur supériorité, de pouvoir torturer leurs inférieurs. Mais qu'adviendrait-il si les physiologistes trouvaient à leur tour un être supérieur à eux et aussi jaloux d'user de la même prérogative? Et si, comme le monde semble devoir être prochainement forcé de le croire, il y a une vie future où tout se compensera, comment demanderont-ils merci, eux qui se sont montrés sans merci ici-bas? S'imaginent-ils que le vivisecteur n'aura pas de supérieurs en force ou autrement dans ce monde spirituel où le rang ne dépend que du mérite moral?

Entre vous et nous comme peuples, il y a la différence suivante. Pesants et insensibles comme nous pouvons quelquefois le paraître, nous avons en nous un tel sentiment du bien, et une telle haine du mal, que nous ne pouvons supporter la vue d'une iniquité ou d'un abus sans brûler d'envie de la détruire. Un mal, dès qu'il est constaté, si toutefois on peut le prévenir, ne reste pas chez nous supporté tranquillement, et nous ne le laissons pas grandir. Que nous ayons chez nous de grands et nombreux défauts je l'admets volontiers. Mais nous avons aussi la propriété et l'énergie de soutenir contre eux un combat acharné, sans nous laisser détourner par les noms les plus puissants ni par les plus grands intérêts. Et la raison de ceci, c'est qu'avec tous nos défauts nous avons conservé nos cœurs chauds, nos sympathies ouvertes, notre sentiment de la perfection élevée, et notre foi dans la suprématie du bien inébranlable. D'où il résulte qu'il nous suffit de voir qu'une chose est bien pour qu'aussitôt nous y donnions notre approbation; et si nous voyons au contraire qu'une chose est mal, incontinent nous la combattons.

Et nous agissons ainsi, non par quelque bas calcul ou quelque motif personnel, mais en toute indépendance et avec tout désintéressement, et parce qu'il est dans notre nature d'agir ainsi. Telle est la seule raison de ce nombre immense d'*associations* pour toutes sortes de sujets, et de ces innombrables *meetings* et *societies* qui parcourent nos rues et remplissent nos journaux. Certes, leur but n'est pas toujours élevé et leurs méthodes ne sont pas toujours d'une grande sagesse, mais tous ils donnent la preuve de la vitalité de notre conscience nationale. Car ils montrent qu'au moins notre cœur est pur, et ceci, vous en conviendrez, est le premier et indispensable élément de la bonté. Et, en tant qu'il représente un désir sincère d'abolir quelque forme du mal où d'établir quelque forme du bien, chacun d'eux représente à son degré un culte de la perfection, et est au même degré une véritable église de Dieu, la Perfection suprême. La brochure que j'ai sous les yeux dépeint ceux d'entre eux qui se consacrent à l'abolition des pratiques de tortures exercées contre les animaux, au nom des intérêts de la science, comme des *quakers exaltés*, des *piétistes mystiques*, et des *vieilles filles sensibles*, et elle parle même de ces dernières d'une manière qui frise l'impertinence (pages 14-15).

Bref, comme c'est l'usage chez les personnes de la condition et du calibre de l'auteur, c'est contre ce qu'on appelle les *sentiments* qu'il tourne son ridicule. Car les vivisecteurs rejettent ouvertement et expressément tout sentiment. Ceci est par le fait répudier l'humanité. Car qu'est-ce l'humanité sans les sentiments d'humanité? Que lui reste-t-elle sans cela, outre la forme extérieure, pour la distinguer des animaux inférieurs? C'est une pauvre condition que de n'être homme que par la forme. Or, que devenons-nous, une fois privés des sentiments de sympathie, de justice, de courage, de loyauté, de devoir et d'honneur? Qu'est-ce qui élève et sanctifie l'amour, sinon le sentiment? et n'est-ce pas précisément lorsqu'il a les sentiments les plus développés que l'animal se rapproche le plus de nous et gagne notre affection? Il est clair que le physiologiste vivisecteur ne s'est pas encore aperçu que le sentiment contribue beaucoup plus que la forme humaine à faire un homme. Naturellement il répudie les sentiments. Autrement serait-il vivisecteur? Pour nous, nous considérons comme un juste tribut dû à la perfection de notre humanité de nous appeler sentimental. Qu'il nous montre défectueux en raison et en lumière s'il veut avancer sa cause, car il ne l'avancera nullement en démontrant que nous sommes ses supérieurs en sentiment.

Il nous semble que si vous aussi vous êtes un peuple excessivement sentimental, ou *sensible*, comme l'appelle l'auteur de la brochure, vous concentrez un peu trop votre sensibilité sur un point particulier, et que, même sur ce point, vous vous préoccupez plus de la forme que de la réalité. Ce point, c'est la politique. C'est en elle que vous concentrez l'enthousiasme et l'activité qu'il serait bien plus avantageux de déverser sur tout l'ensemble de votre système. La question de la forme de gouvernement, et rien que cela, excite toute votre ardeur. Vous ne remarquez pas que la forme importe peu si l'esprit ne change pas. Et il se trouve ainsi qu'il y a parmi vous des Républicains, des Légitimistes, des Orléanistes, des Impérialistes, des Communistes, mais très-peu de Français, et encore moins d'Européens, de cosmopolites, et d'HOMMES. Quant à vos animaux, pour lesquels je plaide spécialement, vous les méconnaissez complétement. N'importe qu'ils soient cruellement maltraités, vos sympathies leur sont tout à fait refusées, leurs plaintes ne méritent pas une réponse. Et ce ne peut pas être du fait de votre ignorance. Car vos journaux populaires, vos revues de famille, lorsqu'ils signalent quelque nouvelle idée médicale, ne font pas mystère des souffrances qu'ont à supporter les animaux sur lesquels on expérimente ; mais ils considèrent que, puisque votre intérêt est en jeu, vous y mettiez volontiers un pareil prix. Et vos physiologistes exposent sous les yeux du monde entier, dans votre grande Exposition universelle, les dessins représentant leurs horribles pratiques, sans craindre que la conscience nationale en soit révoltée.

Lorsque nous réfléchissons que l'homme, parvenu au rang de l'humanité ne doit pas abandonner l'animalité, mais l'élever avec lui jusqu'à l'humanité, il est évident qu'il ne peut être juste de nous confiner dans les rangs étroits de notre état présent et immédiat. Vos professeurs de sciences eux-mêmes, avec toutes leurs fautes, n'ont pas négligé, de vous faire reconnaître votre origine animale, bien qu'ils ont manqué de comprendre la leçon. Ce qu'ils ne vous ont pas appris, c'est à reconnaître ce grand *soi-même* qui embrasse et résume tout autre soi-même. C'est le manque de cette connaissance qui se montre tous les jours dans vos voies publiques et qui a conduit un de vos écrivains à dire que, pour une personne quelque peu sensible, le seul moyen de parcourir vos rues sans être choqué par quelque acte de cruauté était de fermer les yeux.

Il est nécesaire que je vous dise, quelque pénible que ce puisse être à entendre, quel est à l'égard de votre cité le sentiment de ceux qui, regardant sous l'apparence extérieure, jugent par la réalité intérieure. Lui appliquant la phrase adressée par notre poète-lauréat à celui qui peut bien compter comme le mauvais génie de votre cité :

« Beau Paris ! Paris mauvais cœur ! » Ils disent qu'en raison de sa sensualité et de sa cruauté, accompagnement ordinaire de la sensualité, Paris n'est pas pour la France un cœur sain d'où s'écoule sur le reste du pays des courants vivifiants, mais un creuset de sorcier dans lequel tous les beaux éléments du caractère français sont versés, pour être convertis en poison par une méchante alchimie.

Me répliquerez-vous, à propos de l'objet spécial de mon appel, qu'il existe a Paris une Société nombreuse et influente, qu'on appelle la *Société protectrice des ani-*

*maux*, à qui vous confiez les intérêts de vos compatriotes muets ? Il est vrai qu'il existe une Société portant ce nom et chargée de ce rôle. Mais savez-vous ce que le diable fait, dit-on, lorsqu'il voit projeter quelque bonne œuvre et qu'il veut l'empêcher ? Il ne s'y oppose pas ouvertement, et n'y risque pas la main. Mais il met en avant quelqu'un qui fait tourner mal la chose et empêche d'y prendre part ceux qui l'auraient menée à bonne fin. Je ne prétends pas dire que la Société protectrice de Paris soit un pareil instrument du diable. Beaucoup de ses membres ont les meilleurs sentiments, et, à quelques égards, la Société agit bien. Mais elle fait si peu, qu'en réalité elle est plutôt nuisible qu'utile aux animaux. Car elle occupe une place qui pourrait être mieux remplie ; et elle manque de lumières morales et scientifiques à tel point que ses membres et son Conseil considèrent maintenant la vivisection comme quelque chose d'utile et par suite justifiable ! Bien plus, des vivisecteurs bien connus ont fait partie de son Conseil. Ces messieurs sont-ils là, à votre avis, pour le profit des animaux ou pour le leur ?

Cette Société a du reste le défaut tout à fait français que je signalais tout à l'heure, de se préoccuper moins des réalités que des apparences. Elle intervient dans les cas de grosse cruauté dans les rues, mais elle n'enlève pas aux voitures publiques des chevaux estropiés et décharnés ; elle ne les suit pas pour voir comment ils sont nourris et installés à l'écurie, bien qu'il soit connu de tous que le traitement de la plupart des chevaux est tout simplement abominable, et bien que Paris ait la mauvaise réputation d'être l'*enfer des chevaux*. En obtenant que le nombre des expériences douloureuses permises sur chaque cheval à l'école vétérinaire d'Alfort, soit réduite de 65 à 12, elle a bien agi. Mais pourquoi n'insiste-t-elle pas pour que ce nombre soit réduit à zéro ? Pourquoi ne s'efforce-t-elle pas de faire prohiber le procédé cruel employé pour la production du pâté de foies gras, quand même en faisant connaître ce procédé, elle devrait en faire diminuer la consommation ? En Angleterre, nous qui nous opposons à la vivisection et aux autres cruautés, nous renonçons volontiers à faire usage de tout ce qui, à notre connaissance, implique quelque cruauté. A coup sûr, vous Français, vous n'êtes pas d'une espèce si différente de la nôtre. Et pourquoi, d'ailleurs, votre Société protectrice ne fait-elle pas retentir le ciel de ses cris d'horreur contre l'élevage des sangsues pour lequel, dans un seul département, suivant un récent rapport, 18,000 chevaux sont annuellement condamnés à être sucés lentement, jusqu'à la mort ? Et pour en venir au sujet qui nous occupe plus spécialement, pourquoi n'importune-t-elle pas le Pouvoir législatif de ses prières pour obtenir une enquête sur les atrocités commises dans les laboratoires de vivisection au Collége-de-France, à la Faculté de Médecine, et dans un grand nombre d'autres établissements publics ou privés ?

En admettant même, ce qui est faux, que la vivisection est utile, il faut songer que la maxime : « *La fin justifie les moyens,* » n'est pas faite pour les honnêtes gens. Si c'est par crainte qu'on hésite à attaquer une profession si influente que celle qui réclame la vivisection comme un droit, ceux qui sont du côté de la justice doivent savoir qu'en réalité leurs partisans sont plus nombreux que leurs adversaires. Un vigoureux appel au pays tout entier pourrait leur donner une telle puissance qu'ils forceraient l'attention du pouvoir législatif. Présumer qu'un tel appel resterait sans réponse, ce serait prononcer une condamnation que des Français seuls peuvent appliquer à leurs compatriotes.

La vérité est que la Société protectrice est paralysée par son propre scepticisme et par sa tiédeur. Composée en grande partie d'hommes pour qui la justice n'est pas clairement définie, elle a écouté la voix d'enchanteurs qui lui ont présenté la vivisection comme un bienfait pour l'humanité, et la satisfaction offerte à l'égoïsme a prévalu.

Toute son œuvre montre que ses préoccupations sont bien moins pour les intérêts des animaux que pour ceux de leurs propriétaires. Quant au pouvoir législatif, les personnes en position de bien juger affirment que s'il se rencontrait un député pour présenter une pétition dont l'objet serait simplement l'humanité, et non la politique, il lui serait impossible de trouver un collègue pour l'appuyer, car les électeurs sont si exclusivement occupés de politique qu'ils n'approuveraient pas que l'activité de leurs députés s'exerçat sur d'autres sujets.

Est-il surprenant, que dans un pareil état de choses les mots : « Liberté, Égalité, Fraternité » inscrits sur tous vos monuments publics, n'arrêtent les yeux du penseur, qui est en même temps un homme de sentiment, que pour blesser sa conscience ? Car il voit qu'ils n'indiquent pas de votre part ce sentiment de fraternité qui s'appelle JUSTICE ; justice pour les pauvres et les faibles, aussi bien que pour les riches et les forts, justice pour les animaux comme pour les hommes. Est-il surprenant que passant à travers les rues de votre cité, et entendant, sinon de ses oreilles, du moins dans son âme, sortir de toutes ces salles de tortures qui l'environnent, les plaintes des innocentes victimes qu'on y déchire, et sachant qu'il ne lui servirait de rien d'en appeler aux hommes, — est-il étonnant que ce penseur s'adresse à la Suprême Justice et s'écrie : « Jusqu'à quand, Seigneur, jusqu'à quand ? » et qu'il salue comme une délivrance la menace : « Ne punirai-je point ces choses là, dit l'Éternel, et mon âme ne se vengera-t-elle pas d'une telle nation ? »

Ce n'est pas aux tourmenteurs que j'adresse cet appel — autant vaudrait plaider devant les loups pour les agneaux — je l'adresse à ceux d'entre vous qui ont une conscience et de la pitié et qui croient au gouvernement moral du monde. Ne reconnaissant que les phénomènes matériels, et absorbé par les choses extérieures et par les sens corporels, l'homme de science, qui est aussi matérialiste, ne peut pas concevoir la réalité cachée sous les apparences, ni décerner la certitude du châtiment plus ou moins prochain que les mauvaises actions entraînent avec elles. Les yeux toujours baissés vers les plus infimes éléments de l'existence, il ne contemple pas le monde tel qu'il est, il ressemble à un aveugle qui, dans l'impossibilité de voir le soleil avec ses yeux ou de le toucher avec son bâton, affirmerait que le soleil n'existe pas. Mais pour nous qui voyons, sentons et savons, il n'y a pas d'aveugle au monde qui puisse nous persuader qu'il n'y a pas de soleil !

Beaucoup de personnes pensent que, dans cette question, les hommes de science et les médecins peuvent seuls être juges. Comment en serait-il ainsi, puisque vous êtes prêts à accepter les bénéfices qu'on vous promet ? Si les bourreaux sont coupables, vous ne pouvez être innocents, vous qui acceptez le résultat du crime. Le voleur n'est guère plus coupable que le récéleur. Si la question était purement scientifique, je n'aurais pas parlé, mais c'est une question de morale et d'humanité, et, dans ce cas, celui qui s'occupe spécialement de science et qui nie la morale, n'a pas qualité pour juger, *Ne sutor ultra crepidam!* Vous ne confieriez pas votre santé à un cordonnier, pourquoi confier à un médecin votre morale? Son but, comme celui de beaucoup d'autres hommes, est de faire son chemin dans sa profession; il trouve qu'il peut acquérir, sinon des connaissances réelles, du moins leur apparence et, avec cela, de la réputation; qu'il peut en outre augmenter sa fortune, sa position et sa renommée; en publiant les comptes-rendus de ses expériences sur des animaux vivants. Et, tant qu'il n'y aura pas une loi ou un mouvement de l'opinion publique pour l'arrêter, il continuera ses expériences. La distinction même atteinte dans une direction, a souvent pour résultat le défaut dans une autre direction. Car il n'y pas d'homme universel en capacité et en savoir. Et tel est surtout le cas, par rapport à la morale, de la part de ceux qui étudient les sciences physiques, par suite de leur obstination bien avouée à ne reconnaitre que les phénomènes physiques seuls comme réels et existants.

Si on en appelle de mes doctrines à l'esprit du siècle, je répondrai qu'un esprit n'est pas nécessairement bon parce qu'il est l'esprit du siècle. L'esprit que représente ma doctrine peut être celui d'un siècle futur et meilleur, siècle dont il est en votre pouvoir de hâter et de réaliser la venue en acceptant cette doctrine. Le fait même d'en appeler à l'esprit du siècle implique la subordination à l'opinion publique. Vous êtes le public, faites l'opinion! Quant au siècle, le présent est le véritable solstice d'hiver de la conscience. Hâtons l'arrivée du printemps!

Un mot touchant les sciences physiques et ceux qui les cultivent. Le grand but de la science matérialiste est d'exalter les phénomènes de la matière au lieu de l'esprit substantiel, et les méthodes d'investigations qui sont mécaniques au lieu des méthodes qui sont intellectuelles. La préférence du siècle présent est pour les premiers ; de là vient que la science est tombée presque exclusivement entre les mains d'une classe d'observateurs qui trouvent meilleur de se servir dans leurs travaux de leurs mains et de leurs sens que de leur esprit. Pour ceux-ci, les phénomènes, ou, comme ils les appellent, les *faits*, sont tout, leur *signification* n'est rien. Et c'est un dogme reçu parmi eux qu'il n'y a au delà des choses aucun esprit, ni en elles aucune signification ; que les choses arrivent, et que nous n'en savons rien de plus ; que le meilleur homme de science n'est donc pas celui qui comprend mieux, mais celui qui se rappelle le plus grand nombre de faits. Une fois la mémoire ainsi élevée au-dessus de l'intelligence, et aucune place accordée à la morale, la recherche des faits est devenue une manie, sous l'influence de laquelle les physiologistes, en particulier, se sont changés en une véritable race de carnivores dépassant en sauvagerie impitoyable tout ce que le règne purement animal peut nous montrer. Ne tenant pas le moindre compte des souffrances que causent à d'autres leurs expériences, ils ont étouffé en eux toute trace de sentiment humain. En éteignant ainsi un côté de leur humanité ils ont nécessairement éteint l'autre. Car, leurs écrits le prouvent abondamment, la perte de la sensibilité morale a été accompagnée ou suivie de la perte de la sensibilité intellectuelle. Leurs livres — dont la lecture, pour un esprit que n'a pas encore dépravé leur cruelle doctrine, est plus répugnante que ne le seraient les annales secrètes de l'Inquisition —leurs livres nous les montrent dépourvus des plus simples notions, soit de saine observation, soit de saine déduction : il leur manque ainsi, et pour toujours, les qualités si nécessaires à la tâche qu'ils ont présomptueusement entreprise. Un bel exemple de leur argumentation se rencontre fort souvent dans leurs essais de défense. Cet argument consiste en ceci : Que puisque la nature produit des animaux et des hommes avec des facultés rudimentaires et des penchants cruels, les hommes qui se consacrent à la science ont le droit de commettre toutes sortes de barbaries en son nom sacré. Le fait que la nature, pour produire la perfection qui est de l'individu, part toujours du niveau le plus bas, est transformé par eux en un argument contre toute tentative pour surmonter ce niveau en eux-mêmes. Et, prétendant exalter la science, ils commettent cette étonnante folie de demander qu'elle puisse suivre la règle des choses les plus viles.

La faiblesse d'une cause ne peut être mieux exposée que par l'analyse des arguments qu'on emploie pour la défendre. Cette analyse servira, dans le cas présent, à un double but. Elle montrera dans leur vraie lumière et la pratique et l'opérateur. Elle montrera la nature inexcusable de la première et l'incapacité logique du second. Je prendrai l'argument tiré du grand développement de la chasse, de la pêche, et autres pratiques analogues entraînant plus ou moins de cruauté.

Les chasseurs et leurs pareils, observerai-je d'abord, s'ils sont cruels le sont pour leur propre compte et n'engagent qu'eux-mêmes par leurs actes. Le physiologiste vivisecteur, au contraire, qui prétend travailler pour le bien général, agit au nom de la société tout entière, et, rend ainsi complices de ses actes tous ceux qui ont recours à son habilité médicale. Tandis que le premier n'est brutal que pour son compte, le second l'est pour nous autant que pour lui. C'est pourquoi nous avons le droit d'insister pour que des pratiques barbares ne viennent pas souiller les connaissances auxquelles nous sommes forcés d'avoir recours, et pour l'étude desquelles nous, société tout entière, nous fournissons toutes facilités. Le droit est précisément le même que celui d'un honnête homme qui refuserait pour subsister des secours provenant du vice ou de la fraude. La science médicale est la propriété commune de tous. De même que ses progrès ne peuvent pas être réservés à une seule classe, de même en est-il des responsabilités occasionnées par son développement. La Société qui fournit les moyens, qui récolte les bénéfices, et qui confère les récompenses, est responsable du mal, et elle a et le droit et le devoir de l'abolir.

Bien loin de reconnaître que la question concerne en quoi que ce soit la Société, l'auteur de notre brochure réclame pour le physiologiste une indépendance absolue de contrôle. S'abstenant prudemment d'insister sur le prétexte de l'utilité, il dit (page 19) :

« Laissons donc de côté cette théorie malsaine de l'utilité des applications de la science : cultivons la science pure pour elle-même, pour la joie, pour la discipline, pour l'élargissement qu'elle donne à l'intelligence, absolument comme nous devrions faire le bien pour le bien, sans préoccupation d'une récompense à venir. Et puis, reconnaissons hautement que la science a le droit, dans quelqu'ordre de connaissance que ce soit, de chercher elle-même sa voie, de déterminer ses modes d'investigations. »

Il n'est pas étonnant qu'un homme qui peut ainsi sans honte étaler *la joie* et *la discipline* qui résulteront des tortures exercées sur de pauvres créatures sans défense, ose écrire ceci :

« Ce qui décourage les hommes de science, c'est de voir que les gens du monde, des hommes véritablement incompétents, viennent se mettre à la traverse de leurs travaux, les critiquer et les juger. »

Nous ne trouvons pas surprenant non plus qu'il compare les tourmenteurs scientifiques des animaux, non pas avec leurs dignes émules, les tourmenteurs sacerdotaux de l'Inquisition, mais avec les victimes qu'ils persécutaient et torturaient ! Galilée n'était pas dans les rangs des vivisecteurs, mais dans ceux de leurs victimes. Et il fit une découverte, chose que même le docteur Caradec ne peut pas alléguer en faveur des vivisecteurs.

Mais revenons pour le moment à l'argument tiré de la chasse. Comme beaucoup d'autres adversaires de la vivisection, je ne mange ni viande, ni rien de ce qui implique l'effusion du sang d'une créature vivante, car j'ai été heureusement amené à observer ce que, avec toutes leurs expériences cruelles, nos physiologistes modernes n'ont pas encore observé, à savoir que c'est non en raison de sa structure naturelle, mais seulement par suite de dégénérescence de l'habitude, que l'homme est un animal carnivore, et qu'un retour à la base primitive de la nature est essentiel pour le développement complet de l'humanité. Néanmoins je puis distinguer entre la cruauté du chasseur, du boucher, etc., et la cruauté du vivisecteur, cette très-importante différence. Les premiers s'efforcent d'achever leurs victimes aussi vite que possible, et celui d'entre eux qui prolonge leurs souffrances est considéré comme un maladroit. Le vivisecteur, au contraire, s'efforce de prolonger les souffrances de ses victimes au dernier degré possible, et il passe pour un praticien plus ou moins habile suivant le degré auquel il parvient ainsi.

Une des plaintes les plus fréquemment répétées contre nous par les physiologistes, est que, tout en les attaquant, nous laissons en repos d'autres formes de cruauté. Il est vrai que nous ne pouvons pas intervenir dans tous les cas isolés et particuliers où des individus s'abandonnent à leurs penchants les plus bas. Mais il ne s'en suit pas que nous ne devions pas en venir aux mains avec une ligue gigantesque, bien définie, bien organisée, dont le but exprès est l'établissement de la cruauté sur la plus prodigieuse échelle qui se soit jamais vue.

Les coupables ordinaires, d'ailleurs, sont susceptibles de reconnaitre leurs torts en déclarant seulement que notre étalon est trop élevé pour eux, et, qu'en raison de leur faiblesse, ils ne peuvent y atteindre. Le vivisecteur, au contraire, prétend être au-dessus de la morale, et faire de ses mauvais penchants une loi supérieure. Dire que nous devrions cesser d'intervenir dans la vivisection jusqu'à ce que nous ayons aboli toutes les autres formes de moindre cruauté, c'est dire que nous ne devrions pas combattre les ravages d'une peste mortelle, jusqu'à ce que nous ayons rendu impossibles les rhumes et les maux de tête. Précisément, ce dont je me plains avec votre Société Protectrice, c'est qu'elle attaque les nains et qu'elle ménage les géants de la cruauté.

Du reste, le plus renferme le moins. Aussi, non-seulement l'exemple qu'on ferait sur une classe instruite comme celle des vivisecteurs causerait une impression sur celles au-dessous, mais le seul fait d'agiter la question sur une telle échelle, et à un tel niveau, donnerait à toutes les classes une précieuse leçon, touchant les obligations morales envers les animaux, obligations qu'il est même impossible de démontrer tant que la vivisection est permise.

Or, à ce propos, je répondrai une fois pour toutes à une allégation constamment soutenue par les vivisecteurs et leurs défenseurs contre ceux qui combattent leur pratique, une allégation qui trouve naturellement sa place dans la brochure du Dr Caradec, puisque c'est un argument banal de sa faction. Il dit, s'adressant toujours aux adversaires de la vivisection :

« Cessez, cessez donc de couper avec art la queue ou

les oreilles à vos chiens pour subir un caprice de mode, cessez de vous extasier sur les 'rosbeafs que vous délectez chaque matin avec tant de volupté; rappelez-vous donc un peu les supplices lents que vous faites subir à certains animaux pour en rendre le foie gras et succulent..... Du reste, quand on lance les unes contre les autres des masses humaines où battent les plus nobles sentiments, quand des montagnes de cadavres humains se préparent à s'empiler les unes sur les autres et que les fleuves de sang vont arroser les campagnes de l'Orient, on vient verser des larmes de crocodille sur quelques animaux sacrifiés dans un but scientifique; vraiment, est-ce sérieux ?

L'accusation contenue dans ces phrases et dans des paroles semblables qu'on lance contre nous dans tous les journaux médicaux est basée sur une conception absolument fausse.

Loin de nous, — les miséricordieux, — la possibilité de commettre volontairement aucune cruauté quelle qu'elle soit. Au contraire l'ennemi avoué de la vivisection est précisément l'ennemi avoué de toute cruauté, et nous n'avons personne parmi nous qui est responsable de provoquer la boucherie de la guerre, personne qui approuve la cruauté envers homme ou bête. Ce n'est pas parmi nous qu'on trouvera les habitués des battues ou des tirs à pigeons, ce n'est pas nous qui font tendre les trappes faites pour briser les jambes aux lapins, ce n'est pas chez nous qu'on s'extasie avec volupté sur le foie gras obtenu au prix des supplices lents. Non, messieurs les vivisecteurs, mille fois non ! Les hommes et les femmes qui s'opposent si chaudement à votre doctrine, sont les mêmes qui protestent toujours et partout contre ces atrocités, ce sont les hommes et les femmes qui passent leur vie et qui emploient toute leur force en excitant la presse et le public à supprimer ces restes de barbarisme. Et, sans ces hommes et ces femmes, qui seuls sont le sel de la terre, toutes les oppressions et les cruautés de l'ancien monde qu'il vous convient maintenant de répudier, eurent été à ce moment en pleine activité. Ce n'est point l'esprit de la fanaticisme qui vous oppose, c'est l'esprit du Rédempteur. Voilà pour la dernière fois, et bien « sérieusement! »

Je dois toutefois insister encore sur ce point, que la question ne concerne pas les animaux seulement, mais la Société tout entière, et particulièrement ceux de ses membres qui tiennent si haut le drapeau de l'humanité, qu'ils embrassent en leurs sympathies un espace bien au-delà du cercle étroit de leur propre espèce ou de leurs intérêts. Pour ceux-ci, la pensée que, dans toute la chrétienté, presque chaque laboratoire de physiologie a été converti en une chambre de tortures, dans laquelle de nombreuses créatures d'une organisation supérieure, au sang chaud, aux sensations vives, endurent constamment les plus affreuses souffrances que l'habileté d'un praticien peut imaginer, cette pensée, dis-je, suffit à leur rendre la vie hideuse et à changer la terre en un enfer.

« De quel droit, » nous demande-t-on souvent avec aigreur « vous occupez-vous des hommes de science? » « De quel droit, » répondons-nous à notre tour, « nous rendez-vous le séjour de la terre insupportable? »

Notre objection ne concerne pas la science. Celui-là ment qui nous déclare ennemis de la science. Quand la science s'est avancée en proclamant une croisade non sanglante contre la douleur et la misère sous toutes leurs formes, nous l'avons saluée comme une libératrice ardemment attendue et longtemps désirée. Nous étions parmi ceux qui croyaient que, de cette nouvelle alliance de la sympathie et du savoir, résulterait la rédemption du monde

Mais notre désappointement a été plus amer que nous ne pouvons l'exprimer, car non-seulement la science, soi-disant, a surpassé en barbarie toutes les œuvres des superstitions de l'ancien monde, mais ses professeurs eux-mêmes sont réduits à avouer que le but le plus élevé qu'elle peut espérer est seulement de changer le siège de la souffrance qui est dans le monde, mais non en diminuer la somme ; et qu'elle peut seulement faire passer ce siège des plus forts sur les plus faibles, et cela à la condition d'augmenter son volume et son intensité.

Non-seulement les sentiments, mais aussi le caractère de la Société, sont en jeu dans cette question. A présent la Société est dans la situation d'une personne, qui, étant malade, permettrait qu'on amène auprès de son lit une quantité d'animaux et qu'on torture ceux-ci sans pitié, pour la chance bien hasardeuse d'en tirer quelque profit. Qui de nous apprenant un tel acte, ne dirait que la personne n'est pas digne d'être sauvée ? Et pourquoi donc la société qui agit ainsi serait-elle plus digne d'être sauvée que l'individu ?

Il ne peut y avoir qu'une seule réponse. L'espèce humaine n'est pas digne d'être sauvée, au prix des qualités qui seules l'élèvent. Or, ce qui élève l'espèce humaine c'est, non pas le savoir, mais la bonté. Sans celle-ci, le savoir ne fait que l'entraîner à des profondeurs plus basses que celles où l'ignorance même ne pourrait atteindre. Quelle que soit la branche de savoir, c'est une règle sans exception qu'il y a des limites morales à toutes les poursuites, et non pas seulement à celles du pouvoir, de la richesse, ou du plaisir. Et c'est dans la fixation et l'observation de ces limites que l'homme trouve son éducation, et qu'il atteint son développement comme homme. Nous avons le droit de dresser et employer des animaux, et vivre ensemble heureux et en bonne harmonie. Nous avons aussi le droit de détruire ce qui est irrémédiablement nuisible dans le monde animal comme dans tout autre. Car c'est la haute fonction de l'homme de délivrer la terre des maux de toutes sortes. Mais nous n'avons pas le droit d'infliger des misères et des tortures à d'autres pour notre plaisir ou notre profit. Par le fait, le prétexte que ce n'est qu'à notre profit, rend l'offense plus grande, car c'est ainsi pur égoïsme; et comme c'est contre des malheureux et des faibles, c'est pure lâcheté. Il y a un point où les tourmenteurs scientifiques des animaux se montrent au-dessous des tourmenteurs sacerdotaux des hommes. Les hommes pouvaient au moins lutter pour eux-mêmes et pour leur espèce, les animaux ne le peuvent pas. Ils n'ont pas d'amis sur la terre si l'homme est leur ennemi.

Jamais on ne vit arrogance pareille à celle des hommes de science qui demandent a être affranchis du contrôle public. Ils semblent croire qu'il y a dans la science une sainteté particulière qui justifie son acquisition à quelque prix que ce soit, et ils oublient qu'entre les mains de gens peu scrupuleux, elle devient une arme des plus dangereuses; qu'en répudiant la conscience et en exaltant l'intelligence seule, ils ne font que s'efforcer de s'approprier à eux-mêmes la définition universelle de l'archiennemi. La définition naturellement est fausse, car la méchanceté est toujours stupide, et elle est sa propre destructrice. Ce ne sont pas, comme le prétend notre auteur, les défenseurs de la morale qui, en s'opposant à la vivisection, se sont montrés incompétents pour juger la science. Ce sont les hommes de science qui se sont montrés indifférents aux considérations de la morale. Prétendre que les expériences des physiologistes, en quête de savoir, doivent être affranchies de contrôle, est aussi déplacé que s'il s'agissait de toute autre classe de citoyens. Certes, elle serait bien accueillie des voleurs, des filous et des assassins, la doctrine que toutes les classes peuvent poursuivre leur but sans se préoccuper du sentiment moral du reste de la société !

Mais on invoque le prétexte que l'étude et la pratique de la médecine sont si utiles et si humanitaires en elles-mêmes, que l'on peut bien croire que ceux qui s'y livrent, n'abusent pas de leur liberté. Personne ne rirait plus de cette assertion que ceux-là même qui pratiquent la médecine. L'étudiant en médecine rendu humain par ses expériences dans la salle de dissection, le laboratoire, et l'hôpital ! Ceux-là seuls qui forment leur opinion en qualité de malade payant, peuvent articuler sérieusement une telle assertion. Que prouve en effet la conduite du praticien à l'égard du malade par qui il vit, relativement à la manière dont il traite soit les animaux dans le laboratoire, soit les pauvres à l'hôpital ? Absolument rien. Le sourire bienveillant, l'oreille attentive, la voix sympathique sont des agents indispensables dans son commerce et nécessaire à ses succès professionels. Il est vrai que les médecins ne sont pas tous des crocodiles. Mais je traite de la vivisection, et la corporation en masse s'est associée vivement aux vivisecteurs.

La question est une question morale aussi bien que physique. Car, puisque la société refuse d'admettre l'infaillibilité d'une caste purement religieuse en une matière qui touche la conscience publique, savoir, lorsqu'il s'agit de persécution religieuse, on ne peut pas accepter qu'elle admette l'infaillibilité d'une caste exclusivement scientifique et ouvertement irréligieuse, en une matière qui touche également la conscience publique. C'est en dépit d'intérêts puissants que la société a repoussé tout compromis avec l'Inquisition et avec les trafiquants d'esclaves ; et aucun intérêt d'une profession quelconque ne devrait la pousser à un compromis avec les vivisecteurs. Leur pratique est fausse, complètement et absolument fausse, aussi bien en elle-même que dans ses principes et dans ses résultats. Et nous ne devrions pas avoir de trêve, que, comme l'esclavage, comme l'Inquisition, elle ne soit complètement abolie. Une fois cette abolition faite, et une fois que la profession purifiée et réformée sera revenue à son juste esprit, personne plus que ses membres ne sera reconnaissant de l'affranchissement d'un si terrible reproche et d'une telle souillure. C'est la médecine même qui est en jeu, car il est certain qu'avec l'ardeur de ses étudiants à suivre ce qu'ils considèrent à tort comme une route royale pour parvenir à l'habileté professionnelle, les observations cliniques et les autres modes supérieurs d'instruction ont été jusqu'à un certain point abandonnés en faveur du laboratoire de physiologie.

C'est en vain qu'on répétera que « les membres de la profession sont les meilleurs juges de ce qu'il est nécessaire de faire, » ou bien, « que ce sont des hommes humains et considérés dont le succès dépend de la sympathie pour les souffrances. » Ceux qui brûlaient et torturaient des hommes pour le salut des âmes, sous les auspices de l'Inquisition, étaient précisément de tels hommes dans leurs relations privées. Eux aussi, ils trouvaient des partisans pour les défendre comme « un corps d'hommes consciencieux qui poursuivaient une carrière désintéressée, avec sincérité et humanité. » Et l'abolition des auto-da-fé, trouva comme l'abolition de la vivisection, des adversaires qui la considéraient comme une calamité pour la religion, dont celle-ci ne se relèverait jamais. Toutefois, la question fut tranchée par les laïques contre les membres de la corporation, et le monde n'a pas encore vu de motif à regretter les bûchers ou les supplices. Que la société ait confiance encore en son intuition, et elle verra que, construite comme l'existence l'est clairement et nécessairement, une science qui se base sur les tortures ne peut pas plus être une vraie science, qu'une religion reposant sur la torture ne peut être une vraie religion. Toutes les coutumes, quelle que soit leur barbarie, ont trouvé des apologistes, par le fait seul qu'elles étaient des coutumes. L'histoire nous montre que l'abolition des sacrifices humains dans le culte religieux, fut en son temps dénoncée comme une menace pour la religion et comme le résultat d'une sensiblerie morbide, et comme un symptôme de dégénérescence. Les combats de gladiateurs, le « *prize-fight,* » le duel, et bien d'autres coutumes barbares, autrefois populaires, ont à leur tour, de la même façon, été supprimés.

En un mot, sous quelque jour que nous la considérions et sous quelque condition que ce soit, la pratique de la vivisection implique le renversement de tout principe dont l'application élève l'homme à ces hautes sphères de la conscience où il plane au-dessus de l'animal pur. Elle signifie la renonciation à tous nos bénéfices, intellectuels aussi bien que moraux, et l'abaissement à un niveau au-dessous de l'animal ; en cela, elle est, positivement mauvaise, et même diabolique.

Si la vivisection était juste, c'est en vain que le monde a existé et que l'espèce humaine a lutté et souffert. Si le sacrifice des autres à soi, et de la partie supérieure de l'homme, à sa partie inférieure est la règle, proclamons immédiatement, non plus : Liberté, Égalité, Fraternité, non plus : Justice Sympathie, Humanité, mais : *La Force est le Droit,* et : *Le soi est tout,* et : *La plus basse partie de soi est la meilleure ;* et accordons aux physiologistes ce qu'ils réclament, le droit d'opérer la vivisection sur les hommes, les femmes et les enfants. Car vous savez qu'ils admettent eux-mêmes que ce n'est qu'en expérimentant sur l'homme qu'on peut réellement espérer d'obtenir des connaissances utiles à l'homme. Non pas qu'ils aient raison en cela, s'ils doivent dans ce but employer des moyens illégitimes. Mais l'histoire du monde nous montre que telle n'est pas la méthode de la nature. Car chaque fois que l'homme s'est rapproché de la perfection, il ne l'a pas dû à la faveur de ses dispositions basses et égoïstes, non pas même à l'exercice de son intelligence seule, mais à la subordination de toutes ses autres qualités à ses facultés morales. Ce n'est qu'en cultivant celles-ci sans restriction, sans arrière-pensée, que l'homme est parvenu à dominer la matière et a démontrer les pouvoirs divins de l'humanité. C'est seulement par l'amour et par sa soumission aux lois dépassant celles de sa basse nature qu'il a pu gravir les hauteurs de la sagesse et de la science, et gagner de la nature les secrets de son cœur.

Peut-être quelques-uns de ceux qui m'ont suivi jusqu'ici, n'ont-ils qu'une vague et maigre conception de ce qu'est la vivisection. Hâtons-nous de les éclairer. Le mot même vient du latin et signifie : *couper dans le vif*. Mais il est employé pour toutes les expériences sur des sujets vivants. Les sujets sont surtout les chevaux, les chiens, les chats, les ânes, les lapins, les cochons d'Inde, les pigeons, les chevreaux, les chèvres et les fauves. On les écorche vivants, on leur crève les yeux avec des fers rouges, on les crucifie, on les empoisonne lentement, on leur brise les os et les nerfs, on leur enlève la cervelle, on leur fait avaler des acides corrosifs, on les fait cuire à petit feu, on leur arrache le cœur, les poumons, les reins, les intestins, on développe sur eux la gangrène, la tumeur blanche, l'entorse, la péricardite, la tuberculose, l'opthalmie purulente, le *delirium tremens,* la syphilis et autres maladies et lésions, on les enduit de térébenthine que l'on enflamme ensuite, on injecte de l'eau bouillante et des poisons multiples dans leurs entrailles ; enfin on prolonge de toutes les manières ces cruelles agonies, qui durent selon les cas, des heures, des jours ou des semaines.

Et le but avoué de toutes ces horreurs dont nous donnons le hideux catalogue, et qui sont accomplies sur de pauvres animaux innocents, est de trouver des remèdes pour les maladies que l'homme s'attire lui-même par sa sensualité et sa méchanceté. La liste que nous venons de donner est extraite des ouvrages publiés par des physiologistes dont quelques-uns sont des Anglais et des Allemands, mais la plupart des Français. On peut juger du développement qu'ont atteint ces pratiques, par le fait qu'un seul expérimentateur, le professeur Schiff, a sacrifié en dix ans à ces mêmes expériences cruelles 14,000 chiens et autres animaux dans son laboratoire de Florence.

Voici la description d'une scène de laboratoire, que donne un praticien anglais, M. George Hoggan, M. B., de l'Université de Londres.

« Dans notre laboratoire nous sacrifions tous les jours d'un à trois chiens, sans compter les lapins et les autres animaux employés de la même manière ; et, après une expérience de quatre mois, je suis d'avis qu'aucune de ces vivisections ne fut ni justifiable, ni nécessaire. L'idée de faire du bien au genre humain n'y entrait point, et on l'aurait accueillie avec des éclats de rire ; on ne songeait qu'à égaler ou à dépasser les autres hommes de science, au prix même des souffrances les plus atroces infligées sans nécessité à de pauvres animaux. Pendant trois campagnes j'ai vu des spectacles bien tristes, mais je n'y ai jamais rien vu d'aussi écœurant que le spectacle qui s'offrait à mes yeux lorsqu'on amenait les chiens à sacrifier de la cave au laboratoire. Ils ne témoignaient point de satisfaction en se retrouvant au grand jour, mais ils paraissaient saisis d'horreur en flairant l'air de l'endroit, comme s'ils devinaient d'avance le sort qui les y attendait. Ils s'approchaient des trois ou quatre personnes qui se trouvaient au laboratoire, en faisant un appel muet, mais éloquent, à la compassion de leurs bourreaux ; mais les yeux, les oreilles et la queue parlaient en vain. Rudement saisis, et jetés dans la gouttière qui servait à les maintenir pendant l'expérience, on n'entendait qu'un petit cri plaintif, et ils continuaient à lécher la main qui les liait jusqu'à ce que le bâillon leur fût fermement fixé dans la bouche, et qu'il ne leur restât plus, comme dernier moyen d'invoquer la miséricorde, que de remuer faiblement la queue. Même agonisant, ils témoignaient encore de la reconnaissance lorsqu'on leur faisait des caresses, seul soulagement qu'il me fût possible d'apporter à ces pauvres martyrs, dont la mort seule viendrait terminer les atroces douleurs. Si les sentiments des physiologistes n'étaient point émoussés par la pratique des vivisections, il leur serait impossible de continuer leur besogne. Ils sont très-sensibles aux reproches qu'on leur adresse au sujet de leur peu de tendresse, mais je dois dire qu'ils sont rarement compatissants et que souvent ils sont tout l'opposé. Bien des fois, lorsqu'un animal se tordant de douleur, dérangeait les tissus qu'ils disséquaient avec soin, je les ai vus frapper la pauvre bête et lui parler avec dureté; d'autres fois, lorsque l'animal avait enduré les plus grandes douleurs pendant des heures entières, sans lutter et sans se plaindre autrement que par un petit cri qu'il faisait entendre à de longs intervalles, j'ai vu, il est vrai, qu au lieu de laisser la pauvre bête mutilée se traîner par terre jusqu'au lendemain, en la tenant en réserve pour un second jour de martyre, on la tuait immédiatement, parce que, au dire des physiologistes, elle s'était assez bien conduite pour mériter la mort. J'ai souvent, entendu dire au professeur, lorsqu'un côté de l'animal avait été tellement mutilé et que les tissus étaient tellement obscurcis par du sang caillé que l'on trouvait avec difficulté la partie que l'on cherchait : « Pourquoi ne commencez-vous pas de l'autre côté? » Ou : « Prenez un autre chien; pourquoi faire des économies? » Ce qu'il y avait peut-être de plus révoltant au laboratoire, c'était l'habitude de donner un animal, sur lequel le professeur avait complété son expérience et qui avait encore des restes de vie, à l'un des aides, pour qu'il s'y exerçat à trouver les artères, les nerfs, etc., sur l'animal vivant, ou afin qu'il fit là-dessus une de ces expériences que l'on appelle, en argot de laboratoire, expériences fondamentales, et qui ne sont autre chose que la répétition des expériences les plus cruelles recommandées dans les traités de physiologie. Quant aux anesthétiques je les regarde comme un grand malheur pour les animaux exposés aux vivisections. Ils dérangent trop les conditions normales de la vie pour donner des résultats précis, et ils sont, par le fait, bien plus propres à apaiser la conscience du peuple à l'égard des vivisections qu'à apaiser la douleur chez les sujets opérés. Il y a encore un procédé horrible dont le public ne se doute guère. On tient quelquefois un animal tranquille en lui administrant un poison, le curare, qui paralyse les mouvements volontaires, tout en augmentant la force de sentir, et on maintient la vie de l'animal au moyen de la respiration artificielle, en attendant que les efforts du poison se dissipent. J'ai souvent vu opérer des animaux dans cet état devant un auditoire qui les croyait insensibles à la douleur parce qu'ils étaient incapables de la montrer par des mouvements, et pendant tout le temps de l'opération les pauvres bêtes subissaient un double martyre, afin que les sentiments de l'auditoire fussent respectés.

Après avoir raconté ce que j'ai vu, je n'ai pas besoin d'ajouter que j'en ai eu plus qu'assez, et qu'ayant ainsi vidé le calice jusqu'à la lie, je suis prêt à voir périr non-seulement la science, mais avec elle le genre humain, plutôt que d'employer de tels moyens pour le sauver. »

Après la chute de la vraie religion, les prêtres substituèrent les sacrifices sanglants aux pures et innocentes offrandes, dans l'espoir de se rendre propices les démons à qui le sang, croyaient-ils, était agréable. Après la chute de la vraie alchimie, les sorciers aussi employaient le sang et les tortures, dans leurs recherches de la pierre philosophale et de la médecine universelle. Tous ceux qui connaissent ces choses ne peuvent manquer d'être frappés de l'analogie. C'est dans le même but et dans le même esprit que les mêmes horribles orgies sont actuellement accomplies dans les laboratoires des physiologistes, par le culte du démon d'une science tombée. Les hommes de science moderne ont repris la doctrine d'un sacerdotalisme déchu : que ce n'est pas la vie mais la mort qui donne le salut, et que cette mort doit être celle d'un autre, même d'un innocent.

Ce n'est pas un sujet d'étonnement d'entendre un des témoins devant la Commission Royale qui récemment fit une enquête sur cette matière en Angleterre, déclarer que l'effet produit sur le caractère des étudiants par le spectacle des laboratoires, était de les rendre comme de jeunes démons. Peut-on imaginer des époux, des frères, des fils, des amants quittant de telles occupations, et rentrant chez eux pour retrouver le doux confortable de l'intérieur et les caresses de bonnes et aimables femmes? Et quel père, digne de ce nom, ne préférerait voir son fils mort qu'employé à une telle besogne ?

Notre auteur, cependant, aspire à voir chaque petite ville, posséder un centre pour de telles expériences. Il cite la remarque du professeur Claude Bernard que, au commencement de sa carrière, chaque ville de 6,000 habitants, en Allemagne, avait son local autorisé pour des expériences sur des animaux vivants, tandis qu'à Paris, les vivisecteurs étaient forcés de se cacher dans des caves. Et il se félicite que tel a été le progrès accompli dans l'opinion publique, qu'il n'y a plus que quelques âmes sensibles pour protester contre les tortures infligées à des créatures, leurs semblables, ou contre le rôle de tourmenteurs pris par d'autres hommes. Un progrès ! Dans quelle direction vraiment ?

Forcés de se défendre en Angleterre, nos vivisecteurs ont essayé de tromper le public en déclarant que les victimes sont, en général, et dans les cas les plus douloureux, rendues insensibles au moyen des anesthétiques. Vos vivisecteurs n'ont pas encore eu à se défendre, mais s'ils y étaient contraints, et qu'ils eussent recours aux mêmes artifices, j'ajoute quelques renseignements concernant l'emploi des anesthétiques dans la vivisection.

En effet, leur conduite à cet égard prouve fort bien le manque de scrupules des vivisecteurs; car, par le fait, non seulement l'emploi des anesthétiques est une exception rare, mais leur usage offre tant d'inconvénients, leur application est si difficile, leur action si imparfaite, ils dérangent si gravement la marche des expériences, que leur emploi est virtuellement impraticable. Les faiseurs d'expériences, du reste, sont si bien familiarisés avec la vue des souffrances qu'ils font endurer, qu'ils ne se préoccupent nullement de les atténuer. Dans sa déposition devant la Commission Royale, le docteur Klein, parlant des expérimentateurs du continent, déclarait positivement que l'opérateur ne prête aucune attention aux souffrances des animaux, qu'il est essentiel que son esprit soit tout entier attentif à l'expérience, et qu'il n'a pas le temps de se préoccuper d'autre chose.

M. Hoggan déclarait dans la même occasion qu'il avait reconnu chez les physiologistes, aimables d'ailleurs dans leurs relations ordinaires, un manque absolu de sentiment quand il s'agissait de torturer des animaux. Quant aux anesthétiques, il les considérait, comme nous venons de voir, comme la plus grande calamité pour les animaux exposés à la vivisection, et comme bien plus propres à endormir le sentiment public qu'à atténuer la souffrance des animaux.

Les raisons scientifiques contre l'usage des anesthétiques dans les expériences physiologiques, sont concluantes. Dans le plus grand nombre des cas, elles annulent complètement le résultat de l'expérience, et notamment dans les expériences les plus douloureuses, celles sur les nerfs.

Dans son rapport devant la Commission Royale, Sir William Ferguson dit que l'expérience faite sous l'action des anesthétiques est complètement inutile, attendu qu'une expérience parfaite ne peut avoir lieu sur un animal que s'il est dans une condition normale.

Le docteur Pritchard dit que le chloroforme empoisonne le sang des chevaux, à cause de la grande quantité nécessaire pour agir sur eux, et que son effet sur les chiens est tout à fait variable.

Le docteur de Noé Walker dit que c'est une erreur complète de croire que les anesthétiques rendent insensible l'animal sur lequel on fait des expériences.

Le docteur Rolleston dit qu'il est très-difficile de déterminer le moment où un animal est complètement engourdi par les narcotiques.

Ces témoignages ont été confirmés par d'autres. Mais la croyance que les anesthétiques peuvent être employés dans un but quelconque d'humanité disparaît complétement devant ce fait que, dans le plus grand nombre de cas, les expériences ou leurs effets se prolongent pendant des heures, des jours, et même des semaines.

Pourtant notre auteur a la hardiesse de dire : « Nous avons soin le plus souvent d'anesthésier les animaux en expérience pour les empêcher de souffrir ! » Est-il possible que, malgré sa brochure, il n'a jamais prêté une réelle attention au sujet qu'il traite avec tant de confiance ? C'est la supposition la plus charitable que nous puissions faire.

Il serait hors de mon dessein de signaler les nombreuses fautes de raison, ou les altérations de faits, qui se rencontrent dans le travail en question. Mais il prétend que les observations, notées aux pages 14 et 15, faisaient partie d'une adresse publique au Parlement; la vérité est qu'elles émanaient de personnes privées. Ailleurs, il détourne au profit de la vivisection une maxime attribuée à Socrate. Comme si Socrate aurait été le philosophe que l'on sait, s'il eut été capable de prêcher le salut au moyen de souffrances lâchement infligées à d'autres !

Je veux maintenant réfuter par des citations l'assertion de notre auteur que ceux qui attaquent et condamnent la vivisection, sont simplement « des gens du monde, incompétents et des étrangers à la science. » Et je commencerai avec une autorité dont la brochure du docteur Caradec fait un éloge tout spécial.

Cette autorité n'est autre que le professeur Claude Bernard, un chef parmi les vivisecteurs, mais qui n'est plus, heureusement pour l'humanité et la vraie science. C'est à lui que l'on doit, entre autres inventions infernales, une fournaise pour brûler les animaux à petit feu.

Dans une adresse faite par ce vétéran des salles de tortures en 1876, il déclarait, parlant de lui-même et de ses collaborateurs : « Nos mains sont vides aujourd'hui, mais notre bouche peut être pleine de légitimes promesses pour l'avenir. » Tant est grande l'utilité de la vivisection, après un essai de deux mille ans, car les expérimentateurs sur des créatures vivantes ont eu tout ce temps, et plus, suivant notre auteur, pour justifier leur méthode.

Mais le professeur Claude Bernard a fait plus que de condamner la vivisection comme inutile, il a indiqué la raison pourquoi elle est et doit être telle. Parlant du progrès de la physiologie, il disait : « Quelle confiance peuvent mériter des théories fondées sur des faits physiologiques inexacts ? C'est un édifice qui pèche par la base. » Nous n'avons pas besoin de rechercher ce que le professeur entend par « un fait inexact. » C'est un des innombrables exemples du défaut de pensée et d'expression qui caractérisent la littérature de cet ordre.

Pour une personne intelligente et instruite, rien ne peut être plus révoltant que les livres de cette classe de scientistes, car l'on y trouve la preuve que ces hommes, entre les mains de qui les pauvres animaux sans défense et sans voix endurent de tels tourments, sont des personnes de si maigre capacité et de si peu de savoir, que dans aucun cas ils ne peuvent avoir qualité pour rendre compte des souffrances qu'ils infligent.

Comme véritable commentaire à ces paroles de Claude Bernard nous nous tournerons vers quelqu'un qui, bien que notre auteur en fasse grand cas, semblerait mériter plutôt une place dans sa galerie « d'incompétents. » Il s'agit tout simplement d'Aristote. Il est bien possible qu'Aristote se soit servi entr'autres moyens, de la vivisection. De son temps, l'idée d'inviolabilité n'était attachée ni à la vie des hommes, ni à celle des animaux. Celle des esclaves comptait pour rien, et les enfants exposés — n'importe où — étaient sans doute laissés à la merci de tous les expérimentateurs s'il s'en trouvait. Mais c'est là un état de société qu'on peut difficilement nous donner pour exemple. Et c'est plutôt aux principes d'Aristote qu'à sa pratique que nous avons affaire. Aristote condamne expressément des expériences illusoires comme celles obtenues par des procédés douloureux, lorsqu'il observe, dans sa *Rhétorique,* qu'en soumettant des témoins à la torture pour leur arracher la vérité, on obtient d'eux généralement le mensonge plutôt que la vérité.

Que ceci soit une règle, à laquelle la nature elle-même ne fait pas exception, c'est évident pour tous, excepté pour ceux dont les cœurs sont desséchés et dont les perceptions sont obscurcies par la suppression persistante de leurs facultés sympathiques. Mais Aristote a dit la vérité. Aucune révélation digne de foi ne peut être obtenue d'une créature vivante crucifiée sur une planche, découpée avec des couteaux, déchirée avec une scie, brûlée avec des acides ou des fers rouges, dont les nerfs et les tendons sont raidis jusqu'à leur plus extrême tension avec des tenailles, dont l'organisme tout entier se tord dans l'agonie, et en qui tous les courants de la circulation sont détournés de leur condition normale. Comme le prisonnier de l'Inquisition, la Nature, si on la met à la question sur un lit de tortures, répond par un mensonge, et de ce mensonge les bourreaux sont responsables. Claude Bernard exprimait une pensée juste lorsqu'il parlait de *faits inexacts,* et lorsqu'il déclarait que l'édifice construit sur ceux-ci pèche par la base. Mais ceci, c'est l'édifice tout entier de la physiologie actuelle, puisqu'il est construit sur des expériences douloureuses. Péchant par la base, il pèche jusqu'au sommet. « Coupe-le : pourquoi occupe-t-il la terre inutilement ? »

Devons-nous compter parmi les *incompétents* de notre auteur celui qui commet les cruautés détaillées par le professeur Ferrier dans le compte-rendu de ses recherches sur la physiologie cérébrale ? Voici ce qu'il dit dans la préface de sa dernière édition : « Quiconque a étudié attentivement les résultats des travaux des nombreux investigateurs dans ce champ de recherches, ne peut manquer d'être frappé du défaut d'harmonie, et même des contradictions formelles, auxquelles semblent avoir abouti en différentes mains les mêmes expériences et les mêmes faits. » Et, relativement à ses propres expériences les plus révoltantes sur les cerveaux des singes, choisis spécialement à cause de leur intelligence supérieure, il admet qu'il est excessivement difficile, sinon impossible, de dire si certains effets, comme la cécité, la paralysie, la perte de la sensation et autres désordres causés par lui étaient produits directement par les opérations qu'il pratiquait avec un fer rouge sur les ganglions du cerveau, ou bien par des lésions faites aux parties voisines.

Il faut être dénué du sens ordinaire et de sentiments humains pour avoir ignoré ce danger évident. Mais, en se hâtant de mutiler et de torturer une créature sensible sans avoir réfléchi un moment à l'inévitable inutilité de l'expérience, le professeur Ferrier n'a fait que suivre aveuglement le mauvais exemple de sa caste.

Voyant comment celle-ci est composée, il n'est pas étonnant de trouver que les docteurs Nairne, Brunton, Hitzig, Dupuis, Brown-Séquard, Fritsch, Charcot, Burdon-Sanderson, et autres, après s'être livrés à de semblables expériences, restent en complet désaccord entre eux au sujet des résultats, et se livrent à un perpétuel combat littéraire, sans aucune chance d'en arriver à un accord. De la même densité de perception, il résulte qu'ils négligent actuellement les conclusions légitimement obtenues, par de patientes observations au lit des malades, en faveur des résultats de leur méthode si manifestement vicieuse !

Il faut se rappeler aussi, quand on crie que les résultats de telles expériences seront profitables à l'homme, que, par suite de la différence de structure, de fonctions et d'habitudes, il est impossible de raisonner des animaux aux hommes. L'action des poisons, par exemple est loin d'être invariablement la même sur tous deux, à cause de la différence du pouvoir absorbant des tissus. De là, la fausseté qui résulte de l'application de ce mode d'expérimentation à la médecine légale. En Angleterre l'ardeur des avocats de la vivisection à la recommander au public, les a poussés à faire valoir qu'elle a notablement augmenté les connaissances médicales et chirurgicales, dont aucune en réalité ne lui est due. Parmi les plus importantes, ils signalent l'opération connue sous le nom d'*ovariotomie,* et les succès d'un éminent chirurgien, dans l'accomplissement de cette opération, ont été habilement représentés comme le résultat des mêmes expériences faites par lui sur des cochons d'Inde. Or, le fait est que le danger de cette opération sur un sujet de la race humaine provient du danger de l'inflammation du *péritoine,* après une incision, et pour les animaux, ce danger est à peu près nul (1).

La proportion des succès obtenus par le chirurgien en question dans les cent premières opérations, a été dépassée, au moins par un de ses prédécesseurs, qui n'avait jamais fait de vivisection, et le succès de ses opérations suivantes est dû seulement à l'habileté qu'il avait acquise par la pratique sur ses malades. Il est digne de remarque aussi que, tandis que les cochons d'Inde survivaient aux expériences, les premiers malades moururent de l'opération. D'où il résultait véritablement qu'il n'aurait pas dû la répéter.

La découverte de la circulation du sang par Harvey, a été aussi constamment réclamée au profit de la vivisection, bien que Harvey lui-même ait déclaré qu'elle n'était dûe qu'à une étude attentive des indications apportées par la structure des vaisseaux sanguins dans les veines du cadavre, et par les résultats obtenus par la pression extérieure, tantôt sur les artères, tantôt sur les veines de sujets humains vivants. Et, bien qu'il soit vrai que Harvey fit des expériences sur des animaux vivants, il ne gagna rien au moyen de la vivisection, pas même une simple idée.

Tout ce qu'il fit au moyen de la vivisection, sous ce rapport fut de démontrer les mouvements du sang par une opération sur la veine jugulaire d'un cerf, en présence du roi. Mais sa propre remarque, faite ensuite, implique

(1) Lorsqu'un sanglier fait tête aux chiens, on sait combien il en découd avec ses défenses ; souvent le chien décousu, c'est-à-dire ayant le ventre ouvert, et marchant sur ses entrailles, continue l'attaque ; le combat terminé, le piqueur lave les intestins, les replace dans le ventre, fait quelques points de sutures. J'ai vu des chiens qui avaient été blessés et recousus de la sorte deux ou trois fois, et qui se portaient à merveille. (Dr L. Moynac.)

sa condamnation. Car il dit : « La même chose peut être vue chaque jour dans la saignée ordinaire. » Il est trop clair que les expériences sur les animaux vivants ne firent que détériorer l'esprit de Harvey, et que sa grande découverte ne doit à la vivisection aucun point essentiel.

On peut en dire autant de toutes les découvertes, en médecine, en anatomie, en physiologie, et en chirurgie. La découverte de l'origine et de la distribution des racines antérieures et postérieures des nerfs spinaux, que les vivisecteurs attribuent faussement à Magendie au moyen de la vivisection, fut faite par Sir Charles Bell sur des cadavres. La découverte de Lavoisier des phénomènes accompagnant la respiration ; la découverte de Broca de la localisation de la faculté du langage dans la troisième circonvolution frontale du côté gauche du cerveau ; celle de Hunter pour le traitement de l'anévrysme des artères au moyen de la ligature ; toutes ces découvertes furent obtenues au moyen de l'observation clinique, de l'anatomie attentive du cadavre, et de l'exercice des qualités qui constituent la base du génie, la sympathie et la patience. Même dans le cas d'un problème auquel tous les autres moyens n'avaient pu apporter de solution, la vivisection est restée complètement impuissante. Les fonctions des capsules surrénales, de la rate, et la formation du sucre dans le sang, sont encore aujourd'hui sans explication satisfaisante, en dépit de toutes les souffrances qu'ont fait endurer les expérimentateurs pour les découvrir. Bref, toutes les expériences montrent que la connaissance qui consiste dans une accumulation de faits, est tout à fait inutile, sans l'intelligence. Et l'intelligence n'est pas donnée à ceux qui ont recours à des moyens aussi illégitimes que la vivisection.

La liste suivante des remarques qui condamnent implicitement ou explicitement la vivisection, aura le double avantage de montrer, et l'inutilité de la pratique, et la qualité de ses adversaires, qui ne seraient, selon le docteur Caradec que des « gens du monde, incompétents et étrangers à la science. »

L'éminent chirurgien, Sir William Ferguson, récemment décédé, déclarait, dans son Rapport devant la Commission Royale en 1876, qu'il ne pouvait nommer un seul mode d'opération, un seul progrès pratique, soit en chirurgie, soit en médecine, qui fut dû à des expériences sur des animaux.

Sir Charles Bell, que nous avons déjà cité, a déclaré que, dans les expériences faites dans un but de découvertes, le découpage d'animaux vivants avait plus fait pour perpétuer des erreurs que pour confirmer les justes conclusions de l'anatomie et des sciences naturelles.

Le professeur Brown-Séquard, quoique lui-même un vivisecteur notoire, a affirmé que la pratique avait donné lieu à un tissu d'erreurs qui n'avaient pu être corrigées que par des observations cliniques.

Le Docteur Garth Wilkinson, qui s'est spécialement consacré à l'aspect philosophique de la question, dit : « C'est peu de dire que la vivisection n'a été d'aucune utilité. Loin de là, elle a été extrêmement désastreuse. Elle n'a fait que détourner le traitement des maladies vers de faux sentiers et de mauvaises voies. C'est une déception comme moyen de progrès scientifique. »

Le professeur Béclard, un physiologiste bien connu par ses expériences, dit dans son traité élémentaire (page 219) que les expériences faites sur des animaux n'ont pas la valeur des observations pathologiques faites sur l'homme, à cause des troubles qui résultent des mutilations dans la circulation et dans le système en général.

Le fameux Celse, qui écrivait du temps des premiers

Césars, dit (lib. 1. page 8) : « Il est également cruel et sans profit d'ouvrir des corps vivants. Au contraire, la science dont la mission est d'alléger et de prévenir la souffrance, n'a pas le droit de l'infliger. Quelques-uns des mystères qu'on recherche avec tant de cruauté sont insolubles par eux-mêmes, et les autres peuvent être résolus sans qu'on ait recours à ces méchants moyens. »

Cuvier, dans une lettre au docteur Carpenter, dit : « La Nature a fourni les moyens d'apprendre ce que les expériences sur les animaux vivants n'apprendront jamais. »

Une série d'expériences, au nombre de 76 furent faites en Angleterre, sous la direction de la Royal Humane (!) Society pour déterminer le meilleur moyen de ressusciter les personnes apparemment noyées. Ces expériences furent des plus cruelles ; elles consistaient dans la suffocation lente dans l'eau, dans du plâtre de Paris, par la compression de la trachée artère, etc., de chiens et d'autres animaux, dont les souffrances au milieu de leurs efforts pour respirer étaient extrêmes. Le comité déclara qu'on ne pouvait déduire des expériences aucune conclusion définitive sur le meilleur moyen de provoquer la ressucitation désirée, et recommanda les expériences faites par la pratique sur les personnes noyées comme le seul guide.

Le docteur Legallois, dans son ouvrage sur la circulation et le systême nerveux, dit qu'il obtenait par la vivisection des résultats si contradictoires, que, après de grands efforts pour gagner la lumière sur ces points obscurs, il se décida à abandonner la pratique de la vivisection, non sans regrets pour les animaux qu'il avait sacrifiés, et pour le temps perdu.

Le docteur Roche fait cet appel à ses collègues de la Faculté de Paris : « Ne voyez-vous pas tous les jours les résultats certains des vivisections de la veille démentis par les résultats incontestables du lendemain?... Oui, à de rares exceptions près, les expérimentations conduisent à des résultats fallacieux, remplissent l'esprit de doutes, sèment le champ de la science de négations et de ruines, sont incapables, SEULES, de rien édifier. »

Le docteur Parchappe a écrit : « Les expériences sur les animaux peuvent servir d'appui à l'erreur aussi bien qu'à la vérité. »

Le professeur Gerdy a insisté constamment sur les difficultés, les incertitudes et les contradictions de la méthode expérimentale.

Le docteur Nelaton assurait à ses élèves qu'on pourrait écrire un livre curieux sur les opinions discordantes des physiologistes expérimentaux, fondées sur les mêmes faits. Et, en réponse au professeur Claude Bernard, il déclarait que tous les systèmes basés sur les vivisections sont faux et illusoires.

Le fameux philosophe et savant, Auguste Comte, dénonçait la pratique comme devant fatalement aboutir à la détérioration des esprits qui s'y engageaient, et comme n'étant pas d'ailleurs le meilleur moyen d'étudier les phénomènes biologiques.

Signor Magni, ancien Directeur de l'école vétérinaire d'Alfort, après avoir analysé l'ouvrage de Magendie, affirme qu'aucune de ses expériences, aucun des résultats qu'il a obtenus, ne peut vraiment être considéré comme utile, ou comme ayant fourni à l'homme un bénéfice proportionné aux souffrances qu'il a causées.

L'anatomiste allemand, docteur Strauss Darkhein, dans sa *Théologie de la nature*, dit : « Les élèves n'apprennent rien, avec cet abominable mode de procéder. Les fonctions des sujets sur lesquels on expérimente sont bien trop troublés pour qu'on puisse avoir confiance dans les résultats. »

Le docteur Carteaux dit que, quiconque a étudié de près la vivisection sait combien les étudiants, à l'exemple de leurs professeurs, torturent les animaux sans la moindre idée de ce qu'ils cherchent. Ils les jettent de côté après les avoir blessés, et les reprennent le lendemain pour de nouvelles expériences. Les opérateurs deviennent si insensibles aux tortures qu'ils infligent, qu'on les voit parfois plonger leur bistouri dans les parties les plus sensibles, et l'y laisser, s'ils interrompent, pour quelque digression, leur opération.

Le docteur Guardia, dans un article du *Temps,* dit que tout médecin connaissant son affaire, trouve ridicule la prétention des expérimentateurs à découvrir la nature et le traitement des maladies par la vivisection.

Le docteur Serres, après de nombreuses expériences sur les cerveaux des chiens et d'autres animaux, pour déterminer la nature de l'apoplexie, en vient à la conclusion que, puisque ses lacérations n'avaient pas eu pour résultats de produire les symptômes de l'apoplexie, l'apoplexie chez l'homme n'est pas due à un épanchement de sang dans le cerveau ! A ce sujet, le docteur Hooper dit, dans son *Dictionnaire de médecine,* que c'est une erreur trop souvent commise de déterminer les effets de certaines causes sur un état de maladie du corps de l'homme d'après leur influence sur le corps d'animaux bien portants; et que les hécatombes des pauvres créatures qui ont été torturées de mille manières pour arriver à déterminer ce qui ne pouvait être déterminé de cette facon sont inutiles, quand même les expériences seraient répétées jusqu'à la fin du monde.

Signor Godini a dénoncé les cruautés des laboratoires, en les déclarant commises par ignorance et légèreté et sans aucun but d'utilité pour la Société.

Le docteur Pavy a publiquement démontré que les

résultats obtenus par le professeur Claude Bernard sont faux, de telle sorte que ses déductions sont également fausses.

Le docteur Blatin, dans le volumineux réquisitoire contre la vivisection et ses pratiques, contenu dans son admirable ouvrage : *Nos cruautés envers les animaux*, publié en 1868, dit : « La vivisection n'est pas plus infaillible que tout autre moyen de la science humaine... Depuis l'illustre vivisecteur Magendie, quel progrès devons-nous aux expérimentations? Guérit-on mieux? Guérit-on plus vite? » Puis il cite un exemple de la pratique de Magendie qui justifie parfaitement notre lutte contre l'état dangereux et non scientifique de l'esprit apporté dans toute la profession par de telles méthodes barbares et contre nature. « C'était en 1830. M. Magendie ouvrait le ventre d'un animal vivant, en retirait l'estomac, le remplaçait par une vessie de cochon, rattachée tant bien que mal à l'œsophage et au duodénum ; ensuite il recousait les muscles et la peau de la paroi abdominale largement incisé, puis ingérait des liquides ou des aliments dans cet estomac postiche ; et enfin il injectait de l'émétique dans les veines pour provoquer le vomissement; il concluait de cette boucherie expérimentale que l'estomac était passif dans l'acte de vomir, et que ses contractions n'y contribuaient en rien, ce qui était certainement vrai de la *vessie morte* qui le remplaçait dans l'expérience. »

De même, l'expérience suivante, tirée du traité du docteur L. Moynac, peut servir à démontrer le peu d'intelligence et de raisonnement souvent apporté aux recherches sur les animaux.

« Malgaigne voulant prouver que l'encéphale ne saurait être comprimé par le sang, poussa des injections d'eau dans le crâne d'animaux vivants; effectivement les accidents ne survinrent que lorsque l'injection fut considérable, mais peut-on comparer l'eau facilement absorbable, se répandant sur toute la surface du cerveau, au sang qui se coagule et forme une tumeur ? »

Le passage suivant de l'ouvrage du Dr Blatin, donne un admirable aperçu de la pratique dont notre auteur et ses amis tirent tant « de joie, de discipline et d'élargissement de l'intelligence. » C'est M. Flourens qui parle ; « Magendie a sacrifié 4,000 chiens pour établir, après Sir Charles Bell, la distinction des nerfs sensitifs et des nerfs moteurs ; puis il en a sacrifié 4,000 autres pour prouver qu'il s'était trompé. J'ai dû reprendre les expériences, et j'ai démontré que la première opinion de Magendie était la vraie ; ce sont les effets reflexes, dont il ne se rendait pas bien compte, qui avaient amené ses doutes. Pour arriver à ce résultat, j'ai dû aussi sacrifier un grand nombre de chiens. »

Notre auteur dit : « Les maladies que la vivisection a interprêté sont déjà en grand nombre. » Puis, il cite comme une découverte, le caractère infusoire de la maladie appelée *charbon ;* le fait est que tout ce qui est connu à son sujet est dû à l'examen microscopique du sang du sujet mort, de sorte que la vivisection n'y est pour rien. Il cite la découverte des anesthétiques comme dûe aux expériences faites par Claude Bernard sur des animaux vivants, quand, en réalité, leur découverte est dûe à Sir Humphrey Davy. En présence du manque de faits pour établir sa défense de la vivisection il n'est pas étonnant que le docteur Caradec, pousse pour en finir cette exclamation : « Laissons donc de côté cette théorie malsaine de l'utilité des applications de la science ! » Malsaine ! grand merci en vérité pour l'expression !

Il faut espérer que le lecteur est maintenant convaincu que les adversaires de la vivisection ne sont pas tous « des quakers exaltés, des piétistes mystiques, des vieilles filles sensibles, des gens du monde, incompétents ou étrangers à la science. » L'effort de l'auteur pour verser l'injure ou le ridicule sur le mouvement, sous prétexte que ce mouvement est chaleureusement appuyé par tant de nos femmes, n'implique pas du tout un compliment pour celles de son propre pays. Sans doute, il est possible que l'éducation des femmes françaises les rend incapables de se former une opinion rationnelle sur tout autre sujet qu'un sujet banal. Mais nous ne nous attendions pas à en trouver l'aveu dans la bouche d'un Français.

En effet, la faculté de représenter les faits sous un faux jour paraît être un trait essentiel de la classe en faveur de laquelle le docteur Caradec nous adresse, et les exemples de cette perversité de l'intelligence sont singulièrement communes dans les écrits et les discours qu'elle produit journellement.

Ce n'est pas assurément parmi les vraies lumières de la science que nous devons ranger l'auteur de cette déclaration : « Les adversaires de la vivisection peuvent être effectivement refutés par ce fait, que chaque chien sacrifié c'est une vie humaine sauvée. » Ou de celle-ci : « Un anti-vivisecteur n'est pas conséquent s'il demande à un médecin de consulter son pouls ou d'ausculter ses poumons, puisque la science à laquelle il s'adresserait est obtenue par la viviscetion. » La première déclaration est du professeur Bois-Reymond, et la seconde de l'éditeur du *British Medical Journal*, le docteur Ernest Hart. Jamais on ne vit plus d'impudents appels pour cajoler le public.

Ce que nous prétendons, c'est que la science médicale est complétement détériorée par la pratique de la vivisection, et que même s'il n'en était pas ainsi, même si les profits qu'on vante si haut étaient réels, nous devrions préférer nos maux à des remèdes ainsi acquis. Examinons un peu ce point.

Même s'il était vrai que des vies humaines soient sauvées, et des bénéfices physiques obtenus en proportion avec les souffrances infligées aux animaux, la pratique serait, à notre point de vue, complétement injustifiable. Car, connaissant quelque chose de plus de l'existence qu'il n'est possible de le connaître à de purs matérialistes comme le sont les vivisecteurs, nous savons que la vie physique de l'homme est mal préservée et chèrement achetée par le sacrifice des hautes qualités qui sont l'apanage de l'humanité. C'est précisément un tel sacrifice qui est engagé dans la vivisection, car la vivisection ne signifie rien moins que l'abaissement de l'étalon de l'humanité aux plus primitifs instincts de l'existence purement animale, — à la préservation du corps à tout prix. L'exaltation de cet instinct, comme seule règle de conduite, signifie la paralysie totale de toutes les hautes qualités, intellectuelles, morales et spirituelles. C'est la destruction dans l'homme de ce qui est infiniment plus précieux que sa vie physique ; de ce qui donne à cette vie toute sa valeur ; et son existence est dès lors une malédiction au lieu d'une bénédiction pour le monde.

D'ailleurs, justifier la vivisection sous le prétexte que des vies physiques d'hommes en benéficieront, c'est justifier l'organisation en un système de tous les vices ou crimes ayant le même résultat. « Chaque louis volé », dit virtuellement le professeur, « c'est une vie sauvée de l'inanition, est une complète réponse aux adversaires du vol systématique. » Toute autre est notre manière de considérer cet aphorisme, et c'en est une que nous savons être la vraie. La voici : « Toute créature volontairement maltraitée, c'est un cœur humain endurci, un esprit abâtardi, une conscience étouffée, une âme obscurcie, un pas fatal fait vers un changement en démon, changement qui ne commence pas nécessairement à s'opérer de l'autre côté du tombeau. Ah ! messieurs les matérialistes, bien que vous niez l'existence d'une telle connaissance, elle est dans le monde, et bientôt, quand votre coupe sera pleine, elle vous renversera et vous engloutira, comme un nouveau déluge, vous et votre système. Mais ce n'est pas dans les entrailles déchirées de vos victimes sanglantes que vous trouverez la vérité. C'est au-dedans de vous-même que vous devez regarder, et plus profondément que vos couteaux ne peuvent tailler, que vos fers ne peuvent plonger, que vos microscopes ne peuvent apercevoir.

Un mot touchant la possibilité d'obtenir des faits au moyen de la vivisection. Au milieu de l'inconnu, encore si grand, de la nature de l'économie animale, il y a sans doute quelque chance pour qu'un investigateur tombe, dans le cours de ses expériences, sur quelque fait non encore patent. Notre principe est que, à cause de la condition anormale de l'animal, toutes les conclusions déduites seront très-probablement erronées ; tandis que des conclusions correctes sont très-probablement à obtenir par l'anatomie faite avec soin et par l'observation clinique ; que même si les découvertes désirées étaient obtenues plus vite ainsi que par les méthodes légitimes, notre devoir est d'attendre jusqu'à ce que le moyen légitime soit donné, et que, soit que ce moyen soit ou non obtenu, soit que la découverte se fasse ou non par d'autres méthodes, nous n'avons pas le droit pour ces recherches de faire usage de la vivisection. Mais nous devons nous résigner à la privation, considérant que telle découverte est parmi les choses qu'il nous est défendu de savoir, précisément comme la propriété d'une autre personne est parmi les choses qu'il nous est défendu d'avoir, quelque besoin que nous en éprouvions d'ailleurs, quelque grand bien que nous nous croyions capables d'en tirer.

C'est pour ces motifs que nous sommes en désaccord avec ceux qui voudraient placer la vivisection sous certaines restrictions, et qui en permettraient la pratique à certaines personnes seulement, en certains lieux, et pour certains rares objets. Non-seulement nous la condamnons complétement en principe, et nous voudrions interdire absolument l'entrée d'un animal vivant dans un laboratoire, mais nous considérons que les expérimentateurs ne méritent pas la moindre confiance. Ils ont montré, de toutes les façons possibles, que ni les intérêts de la science, ni l'honneur de l'humanité, ne sont en sûreté entre leurs mains. Et rien qu'une prohibition absolue de leur pratique ne peut atteindre le but, dans le cas en question. Nous voudrions que la vivisection soit mise immédiatement sur le même pied que tous les autres cas de cruauté gratuite, et la punir avec une telle sévérité qu'elle devienne impossible, sinon pour des êtres complétement abandonnés et sans espoir. En un mot, nous voudrions que la vivisection soit considérée légalement, ce qu'elle est moralement, un crime, comme le vol ou le meurtre. Et nous ne sommes pas plus disposés à entrer en compromis avec les vivisecteurs, en les plaçant sous des restrictions, qu'avec les voleurs ou les assassins. Et même encore moins avec eux, car nous les tenons de beaucoup pour les plus dangereux ennemis de la société, en raison du pernicieux effet de leur influence sur la santé morale de la communauté, attendu que leur principe avoué est le suivant : « Nous ne devons pas résister au mal lorsqu'il nous offre un avantage physique quelconque. »

On a essayé maintes fois de nous détourner de notre lutte contre la vivisection en nous répétant :

Pourquoi ne combattez-vous pas les cruautés des rues, des abattoirs, des champs et autres, avant d'attaquer celles des hommes de science ? » Nous répondons que, pour ces cruautés nous faisons de notre mieux, mais que nous sommes paralysés par le fait que la vivisection est non-seulement par sa nature même la plus cruelle de toutes les cruautés, mais encore, qu'elle est seule protégée par la loi, tandis que toute autre offense bien que moins grave, est condamnée par elle. Tant que l'*esprit* de la cruauté est ainsi encouragé dans les hautes positions de la science, tous les efforts pour l'extirper ailleurs sont sans espoir.

Comment pouvons-nous faire des remontrances au sauvage de grands chemins, alors qu'il peut nous répondre que, quoiqu'il fasse à son cheval, il n'approchera pas des brutalités du laboratoire de physiologie, qui a la sanction de la loi ? Comment pouvons-nous le presser de laisser reposer sans travail l'animal estropié, avec des ulcères, ou exténué par l'âge ou la fatigue, alors que le résultat pour l'animal sera peut-être, non pas le repos dans la verte prairie, non pas même la mort rapide sous le coup du boucher, mais la mort avec une longue agonie, « pour la joie et la discipline» d'expérimentateurs physiologistes ? Nous ne pouvons que lui dire : «Plutôt que d'accepter la bribe de science et que d'exposer votre vieux et fidèle serviteur à la tendre merci du laboratoire, gardez-le et faites-le travailler jusqu'à ce qu'il meure sous son harnais ! Tout plutôt que le scalpel, la scie ou le fer rouge du vivisecteur ! »

Un système si mauvais et pour ses victimes et pour ses professeurs, ne peut guère manquer d'avoir une influence désastreuse en d'autres directions. La pratique à l'hôpital subit assurément l'influence de celle du laboratoire. Dès 1865, le docteur Guardia écrivait ceci sur le système de chirurgie employé sur les pauvres : « Cette rage d'opérer et la manie de quelques chirurgiens porte ceux qui en sont possédés à des tentatives téméraires, aventureuses, homicides. Ce mot n'est pas assez énergique pour caractériser l'habileté des anatomistes qui s'exercent sur l'homme vivant et qui forment ce qu'on peut appeler la confrérie carnifiée.

« Cette confrérie ne compte que trop d'associés, et il serait temps vraiment de mettre un terme à ce mode d'opérer sans frein ni mesure et de s'exercer en plein amphithéâtre aux grandes mutilations, par vanité ou par envie de paraître.

» Le vrai chirurgien se propose de guérir et non de briller, et l'on ne doit jamais y songer quand la vie humaine est en jeu, quelles que soient d'ailleurs les tentations et les facilités que l'on a d'exercer sa dextérité et d'en faire parade.

» Les chirurgiens des hôpitaux doivent être d'autant plus réservés, qu'ils sont plus libres dans leurs déterminations, circonstance qui aggrave leur responsabilité et doit par conséquent les engager à la prudence... (p. 730.)

» On ne fait que trop de chirurgie expérimentale dans les hôpitaux. On ne sait pas jusqu'à quel point l'habitude des vivisections peut influer malheureusement sur la médecine opératoire. » (p. 733.)

Le même écrivain, qui n'est nullement un adversaire absolu de la vivisection, accuse l'Académie qui donne l'absolution et des encouragements à cette école de la *physiologie opératoire,* dont l'ascendant est si funeste, et dont l'influence a perverti déplorablement l'enseignement de la médecine.

« Les vivisecteurs et les physiologistes expérimentateurs ne songent seulement pas à se défendre, ont-ils dit ou fait dire par leurs partisans !

» Que les disciples de Magendie, qu'il appelle ailleurs « un égorgeur intrépide, » triomphent; qu'ils règnent sans trouble et sans partage dans le domaine médical. La majorité est avec eux, parce que l'éducation physiologique et médicale qui convient à la majorité est détestable. Mais il y a une minorité qui protestera toujours, au nom de la science qu'on prétend servir en la ravalant et dont les protestations ne passeront pas inaperçues. Pour nous qui avons protesté des premiers, et qui recommencerons à la première occasion, nous pensons que l'Académie aurait une belle page de plus dans son histoire, si la question des vivisections eût été traitée par elle d'une façon sérieuse, et d'un point de vue véritablement scientifique.

« Malheureusement, les vivisecteurs ont fait courir le bruit qu'on voulait les priver de leurs moyens d'investigation, et qu'il ne leur resterait rien après cela. Il n'a jamais été question de priver les *savants* des moyens d'investigation scientifique. Au demeurant, nous reconnaissons bien volontiers que les vivisecteurs ont eu raison de prendre l'alarme. Car, si on leur enlevait les vivisections, ils seraient réduits à néant. » (pp. 698 - 9.)

En dépit de cette énergique remontrance, *la rage d'opérer* est devenue plus que jamais la règle dans la pratique des hôpitaux; et l'on enseigne aux étudiants deux méthodes d'opérer, l'une brillante et l'autre sûre; la première dont on fait usage dans les hôpitaux, et la seconde dont on ne doit jamais s'écarter dans la clientèle privée.

Comme il faut naturellement s'y attendre, la morale du laboratoire et du pavillon d'opérations est aussi celle de la salle d'hôpital, et l'on prête aussi peu d'attention aux souffrances des malades qu'à celles des animaux. Sous le prétexte qu'ils sont soignés gratis, on en use trop souvent avec eux, comme s'ils n'avaient ni droits ni sentiments, comme s'ils n'étaient que des sujets insensibles pour l'expérimentation. Il est de règle de ne pas soigner quiconque refuse d'être exposée complètement nue devant la foule entière des étudiants présents, et constamment, pour un pareil refus des femmes sont renvoyées sans traitement même après qu'on a jugé qu'elles en avaient le plus sérieux besoin. Et tel est l'effet de l'irresponsabilité, et de l'absence de surveillance par le public dans la production d'une disposition intolérable et insupportable, que les malades sont quelquefois les victimes de l'insolence et de la violence, aux mains des chefs médicaux. Les hôpitaux sont réellement considérés bien plus comme des laboratoires pratiques que comme des lieux de secours pour les pauvres, cela est clairement démontré par le fait qu'il n'est pas rare d'en voir refuser l'entrée à des malades, même en cas pressant, sous le prétexte que les maladies dont ils souffrent y ont déjà été étudiées suffisamment, et qu'ils doivent céder la place à ceux qui ont quelques maladies moins communes et moins connues.

L'insouciance avec laquelle on place dans les salles communes, sans aucune précaution de désinfection ou d'isolation, les malades atteints de la petite vérole, de la scarlatine, de dipthérie, d'opthalmie purulente et d'autres maladies contagieuses, est simplement révoltante pour tous ceux qui connaissent la pratique anglaise. Mais cela est en accord avec le reste.

C'est ici que le terrible conte des marais, des chevaux

et des sangsues trouve son explication. Elevés dans une coulisse étroite et purement traditionnelle, vos praticiens médicaux ont encore à apprendre que, en médecine non moins qu'en religion et en droit, un code sanguinaire est toujours un signe de barbarie. Quand, tournant un regard de sympathie sur les harmonies et les relations de la nature, ils auront appris que ce n'est pas l'excès, mais l'impureté du sang qui est la principale cause de toute maladie, alors la purification remplacera la saignée; et non seulement ce sera là déposition de la sangsue, du fer rouge et des scarifications, mais l'horrible nourriture par la chair crue sera remplacée, à la grande joie et au grand profit des pauvres souffrants, par la nourriture pure et naturelle, le lait, les légumes et les fruits.

Que l'influence de la vivisection soit une cause ou une conséquence de l'éclipse de la perception dans la profession médicale, il est certain que cette éclipse est à peu près totale. Et l'obscurité qui en résulte ne se borne pas aux parties déjà indiquées. Si le docteur Guardia déclarait *détestable* l'éducation médicale d'il y a treize ans, quel nom donnerait-il à celle d'aujourd'hui! Je pourrais entrer dans de grands détails pour prouver mon assertion › mais j'abrège, me contentant de rappeler une récente déclaration de quelqu'un qui, par sa position officielle était parfaitement compétent à juger la question. C'était à l'occasion d'un acte de caprice et d'injustice particulièrement choquant et cruel, dont les circonstances vinrent complètement à ma connaissance, qui fut commis à un des examens de medecine.

Voici ces paroles : « Oh! quel système infâme que le nôtre ! Pourquoi n'adoptons-nous pas le système anglais où de telles choses sont impossibles ». ?

Je ne puis m'empêcher toutefois d'ajouter que l'ombre sinistre de la recherche par la torture a si bien tué le sentiment de sympathie, le désir de faire le bien, et la foi dans la possibilité de la justice, que l'objet même de l'éducation, est bien moins de contribuer au traitement des maladies, que d'acquérir une connaissance simplement scientifique de leur nature. L'art de la thérapeutique a fait place à une science de pathologie dans laquelle la guérison ne tient qu'une faible place.

C'est vous, toutefois, et non pas moi, que cela regarde. La capacité de vos professions et l'honneur de vos institutions n'engagent pas l'humanité. Je les ai signalées, parce qu'autrement je ne pouvais faire ressortir les plus grands intérêts en jeu, notamment ceux de la Science, de l'Humanité et des animaux. Je ne regrette qu'une chose, c'est que la cause n'ait pas trouvé un plus puissant champion, et que je sois descendu si tard dans l'arène. Trop longtemps on a laissé les ennemis de l'Humanité et de la Science se poser devant le monde comme ses bienfaiteurs et ses sauveurs alors qu'ils n'avaient en vue que leurs misérables fins. Leurs fruits les ont fait connaître à la longue. Vous avez entendu par leurs propres témoignages, que ni l'honneur de l'humanité ni celui de la science, ni le vôtre ni celui de votre pays, n'est sauf entre leurs mains ; mais que, bien au contraire, se voyant investis d'un pouvoir irresponsable, ils sont tombés dans tous les excès et tous les écarts des tyrans.

Si je vous ai excités à vous méfier d'eux, et si la méfiance peut amener à une investigation, tout peut encore être réparé. Mais il faut que vous vous détourniez immédiatement de cette misérable politique — si superficielle — vers ce cancer qui vous ronge jusque dans vos organes vitaux. Ce qu'il vous faut, c'est un nouveau cœur et un nouvel esprit et non un nouveau vêtement. Quand vous aurez une fois commencé à remuer le contenu des étables d'Augias de vos écoles médicales, vous ne pourrez vous arrêter jusqu'à ce qu'un nettoyage complet ait été opéré ; ou bien les vapeurs de la peste vous étoufferont. C'est tout le travail d'un système établi sur l'égoïsme et la torture que vous avez à examiner. Pour mener à fond cet examen vous devez commencer par avoir toute confiance dans la suprématie du bien. Ayez foi dans l'harmonie et dans les rapports de la nature. Soyez certains que de même qu'il n'y a pas de vraie religion ni de vraie justice basée sur la torture, de même il n'y a pas sur cette base de vraie science. Et surtout ne répétez pas la faute que nous avons commise, en plaçant les vivisecteurs ou leurs partisans dans votre commission d'enquête.

Et s'il vous semble que j'ai parlé avec trop peu de respect des personnes, considérez ceci :

Premièrement, je ne fais que répondre à un défi à la fois insolent et calomnieux ; et secondement, ceux qui de propos délibéré infligent des souffrances imméritées à un autre, et cela, pour leur propre avantage, ceux là et ceux qui les justifient sont pour moi des parias volontaires qui se mettent eux-mêmes hors du giron de l'humanité, et qui ne méritent pas le respect, mais qui sont trop bien traités si l'on ne dit d'eux que la vérité.

Que ceux qui seraient disposés à s'irriter d'une telle ingérence d'un Anglais considèrent encore ceci. Nous, en Angleterre, nous avons un intérêt direct et vital dans votre action en cette matière. Car nos hommes de science plaident l'exemple des vôtres pour excuser leurs méfaits. Ils se plaignent que les savants de France et du continent les mépriseront et se moqueront d'eux s'ils reculent devant les mêmes cruautés dans leurs pratiques. Et ils disent qu'au cas où la vivisection serait abolie chez nous, ils seraient forcés d'aller à l'étranger et de torturer vos animaux. Ils ont été si dépravés sous l'influence du mauvais exemple que leur donnent vos hommes de science, que l'un de nos plus fameux et de nos plus aimés savants a pu récemment s'oublier lui-même (et nous) au point de nous reprocher comme une folie sentimentale de n'être pas aussi disposés que nos devanciers à infliger la souffrance à d'autres personnes pour notre propre bénéfice.

Peut-il y avoir un exemple plus criant de l'action reflexe de la vivisection, dans son effet paralysant sur le système, que de la voir obscurcir à ce point les perceptions d'un Huxley !

Nous avons donc besoin, pour nous-mêmes de votre coopération dans cette grande cause. Seuls, nous serions impuissants. Avec la France et l'Angleterre alliées pour la cause de l'humanité, nous aurons un point d'appui pour soulever le monde. Avec la France en armes contre les vivisecteurs, il y aura une nouvelle et profonde signification dans le splendide symbole qui orne, sans être compris des passants, le boulevard de votre quartier Latin, le principal quartier des maux que je déplore. Car, ainsi engagée, la France, comme un nouveau Saint-Michel, portera un coup mortel au cruel dragon du matérialisme, auteur du système égoïste du monde et de tous les maux.

---

Je n'ai pas encore toutefois terminé ma tâche. Je vous ai déjà montré que la vivisection, loin de pouvoir produire un bien quelconque, est une source abondante de maux de toutes sortes. J'ai encore à vous montrer pourquoi elle est telle et ne peut qu'être telle. Et si pour cette démonstration je quitte le niveau de la science et de la morale pour m'élever aux sommets de la philosophie et quelquefois même plus haut, j'espère encore captiver votre attention, parce que ce que je vais dire est tout-à-fait inconnu à ceux dont le champ favori d'études a son siége dans les entrailles lacérées d'innocents torturés, et qui ne reconnaissent d'autres facultés que celles du corps. J'espère spécialement aussi attirer l'attention de la partie féminine. Car, non seulement dans sa pratique mais dans sa philosophie, la vivisection est une question qui regarde spécialement la femme. Il en est ainsi non-seulement pour cette excellente raison que la femme et ses enfants sont les premiers à souffrir d'un système défectueux de médecine ; mais parce que la pratique de la vivisection, impliquant, comme elle le fait, l'exercice de la volonté sans l'affection, de la force sans la sympathie, de la tête sans le cœur, de la raison sans l'intuition — représente précisément ce divorce entre les éléments masculins et féminins de l'existence, qui n'a guère fait de l'histoire du monde qu'un long et douloureux conflit entre les principes que représentent les Sexes. L'abolition de la vivisection contribuera donc puissamment au rapprochement et au nouveau mariage des moitiés maintenant séparées de l'humanité. C'est ce que je vais expliquer.

Un médecin anglais, (1) que j'ai déjà cité, et qui est aussi distingué pour la profondeur de ses pensées philosophiques que pour son habileté médicale, a donné à la pratique de la vivisection le nom de *Violation*, considérant que c'est une tentative pour arracher par la force de la violence à la nature ce qui ne devrait être obtenu que par l'amour. La vivisection est un viol sur la nature, en ce sens qu'elle est une tentative pour lui arracher à tout prix ce qu'elle ne peut accorder qu'après une cour longue, patiente, humble et assidue. A ceux qui lui font une telle cour pour mériter ses faveurs, elle accorde tôt ou tard ce que leur cœur désire. Mais pour ceux qui, dans leur

(1) Docteur Garth Wilkinson, auteur de *The Human Body and its connection with man*, etc.

impatience insensée, essaient de ravir les fruits de son arbre de science, avant que le temps convenable ne soit venu, pour ceux-là elle n'a que des désappointements elle les chasse de son jardin de délices, et leur défend tout retour, l'épée flamboyante à la main. Car la nature ressent comme une insulte la supposition qu'elle n'est qu'un cadavre inanimé, inconscient et indifférent.

Le vivisecteur échoue, et doit inévitablement échouer dans sa recherche de la science pour laquelle il renonce à son humanité et détruit son âme, et il échoue ainsi pour deux raisons. La première, c'est qu'il est dans une ignorance totale de la nature de l'instrument qui seul peut procurer la science, à savoir l'esprit (*mens.*) La seconde, c'est que dans l'ignorance de sa nature il emploie mal l'esprit. Son ignorance de l'esprit est due à son ignorance de ce dont l'esprit est un attribut, c'est-à-dire, le *spirit.* Et sans la connaissance de celui-ci il est nécessairement ignorant de toutes les choses réelles, quelque nombreux que soient les phénomènes qu'il puisse réunir et retenir dans sa mémoire. Car il ne peut rien comprendre de leur signification. Connaître, ce n'est pas la même chose que comprendre.

Cela est dû à son matérialisme. Pour être vivisecteur, on doit être matérialiste. Car il n'y a que dans le matérialisme qu'il est possible de rencontrer cette absence totale de sympathie qui permet à un homme d'être vivisecteur. Pour celui qui a la connaissance du *spirit*, la conscience est une et universelle, et toutes choses sont unies par la sympathie, comme faisant toutes partie d'un Soi universel et conscient. Niant l'unité et l'universalité de la conscience, et regardant la conscience même comme un simple accident de la matière, dont la possession seule constitue l'individualité, le matérialiste suppose qu'il y a en existence un grand nombre de Soi, chacun séparé et indépendant, et sans rapports ni obligations les uns envers les autres.

Celui qui croit au *spirit*, au contraire, reconnaît un Soi universel, embrassant tout, agissant sur tous les Soi moindres et individuels; et il considère en conséquence, qu'en infligeant obstinément une injustice à autrui il commet une offense contre le tout et spécialement contre lui-même. Car il est abaissé par l'acte et subit une plus grande perte que sa victime même.

Comme le *spirit* est la base et la substance de l'esprit et que c'est par conséquent, ce qui pense, le matérialisme, en niant le *spirit*, représente la négation systématique de l'esprit et de la pensée. Considérant que le corps est tout, et qu'il constitue à lui seul l'homme, il imagine que l'esprit et la pensée, et nécessairement, par suite, la Vérité, sont des produits de l'organisme physique et dépourvus également de réalité et de consistance. Car, si la vérité est un produit du corps, elle doit différer comme diffère le corps en composition et en caractère. Il faut qu'il sache que le corps n'est qu'une enveloppe du *spirit*, développé par lui et dérivant de lui toutes ses propriétés essentielles; qu'il varie suivant les conditions dans lesquelles il est produit, et, qu'il ne sert que de moyen de communication entre le *spirit* et le monde extérieur. En prenant donc le corps pour l'homme, simplement parce que seul il est perceptible par les sens corporels, le matérialiste ressemble au sauvage, qui, dans son ignorance du vêtement, et sans pousser son analyse plus loin qu'à l'extérieur, prend l'habillement pour l'homme. Nos corps, doit-il savoir, ne sont pas *nous*, mais *à nous*. *Nous* sommes à leur intérieur. Etant *spirit*, nous ne sommes perceptibles que par les facultés spirituelles. Considérer, ainsi que le font les matérialistes, le *spirit* comme une émanation du corps, ou comme une pure réunion imaginaire de la somme des facultés corporelles, est aussi absurde que de regarder le Soleil comme une émanation des planètes, et comme n'étant pas un astre réel, mais une illusion de nos sens.

Donc, bien qu'ils se proclament physiciens, les découvertes de l'astronomie physique sont tout à fait perdues pour eux. Niant le *spirit*, niant l'existence du Soi, ils ne discernent pas l'identité de la substance de toutes choses, ni la correspondance nécessairement existant entre les grandes et les petites, les intérieures et les extérieures.

On aurait pu s'attendre à ce qu'ils auraient attaché quelque valeur à la loi de l'hérédité qu'ils admettent eux-mêmes. Mais ils n'ont pas compris que, descendants du système solaire, nous devons nous-mêmes être de nature solaire et ressembler à notre grand aïeul.

Ceci nous amème immédiatement à la question de la nature et du mode d'opération de l'esprit. L'homme doit être regardé comme un système solaire en petit, ayant pour soleil le *spirit* qui habite en lui. Ce soleil spirituel est, comme toutes les entités absolues, une monade, simple en elle-même, mais double en opération. Comme son grand prototype, il développe et soutient le système dont il est la substance et le centre, en agissant en deux directions opposées. La première de ces directions est au dehors, quand l'opération est centrifuge, soit répulsion, soit projection. La seconde est au dedans, quand l'opération est centripète, comme l'attraction. Par l'équilibre de ces deux modes d'activité, et par cela seul, le système est maintenu dans le *statu quo*. Et en tant que l'existence est une, et sa méthode une, la même loi se retrouve pour tous ses modes, physiques, mentaux et spirituels.

Ce qui, dans le mode mental, dont nous nous occupons maintenant, correspond à la force centrifuge, c'est l'intellect ou la raison. C'est par ce moyen que l'esprit sort de sa demeure centrale, pour pénétrer le monde extérieur des phénomènes physiques, où, au moyen des sens corporels, il rassemble les expériences ou les faits. Mais si le procédé se terminait là, l'esprit serait dans la situation d'un chasseur qui, ayant atteint et saisi sa proie, serait incapable d'en tirer parti, par le manque d'une maison où la porter et des moyens de la préparer pour son usage. Il faut à l'esprit autre chose que la simple raison pour opérer son œuvre complète. Comme les systèmes solaires, son système ne peut pas avoir de cohésion ni être complet, au moyen de la force centrifuge seule.

Pour compléter son système de pensée, l'esprit doit donc changer sa direction et mettre en œuvre sa force centripète. Il amène ainsi chez lui, à son centre, le fait qu'il a saisi, de manière à l'accommoder pour la digestion et l'assimilation, et à pouvoir ainsi l'absorber et se l'assimiler. Et comme l'esprit est spirituel, étant une fonction du *spirit*, il accomplit cela en commençant par reconvertir le fait en son idée originale ou sa substance spirituelle. Ce mode d'activité de l'esprit est appelé intuition. S'étant ainsi exercée également dans les deux directions de son activité, la centrifuge et la centripète, la Raison et l'Intuition, l'esprit a terminé son procédé de pensée, et, en accord avec lui-même, est arrivé à la pleine compréhension et à la certitude de la Vérité. Et, comme ceci est impossible, sinon par l'exercice de la faculté sympathique qui fait nécessairement défaut au vivisecteur, la Vérité est au-dessus de ses recherches.

Il y a une particularité caractéristique des Matérialistes, qui est à la fois triste et étrange, c'est leur obstination invétérée à dégrader, jusqu'au niveau le plus bas, l'existence en général et l'humanité en particulier. Cette disposition n'est explicable que par l'une de ces deux suppositions. Ou bien ils s'irritent de tout obstacle — comme la doctrine spiritualiste leur en imposerait, — à leur préoccupation exclusive des choses physiques. Ou bien, ayant conscience des limites dans lesquelles ils sont renfermés comme une classe d'hommes inférieurs, ils reprochent aux autres toute possibilité de supériorité sur eux-mêmes. Un effet de cette particularité est de les amener à soutenir que l'homme n'a pas d'*organon*, c'est-à-dire d'instrument, de connaissance, et pas de possibilité, par conséquent, d'acquérir une certitude sur quoi que ce soit, pas même sur sa propre existence. Si on les presse sur ce point, par un appel au fait de leur propre conscience, ils déclarent de but en blanc qu'il n'existe pas de conscience, et que c'est une simple imagination de notre part de croire à notre existence. Si difficile qu'il soit pour vous d'admettre que des hommes peuvent avoir de telles opinions, il est certain qu'elles ont cours, même parmi des hommes distingués, parmi vos savants et jusque dans votre Académie. Du reste, cette opinion résulte nécessairement de l'hypothèse qui constitue la base du Matérialisme, et elle offre cette commodité au vivisecteur, de lui permettre d'arguer que, de même que nous ne faisons qu'imaginer que nous existons, de même les animaux qu'il torture imaginent simplement qu'ils souffrent. Il y en a toutefois qui ont prétendu que les animaux n'imaginent même pas cela, et qu'ils ne sont que des automates insensibles. Tant les matérialistes sont dominés par l'imagination plutôt que par le fait ! Et cela, bien qu'ils se vantent de ne faire aucun cas des hypothèses et de ne s'attacher qu'aux faits. Quant à un organon de connaissance, et à la possibilité d'acquérir par lui la certitude de la vérité, il est assez clair que les matérialistes en sont complètement privés. Mais ce n'est pas parce que l'*homme* n'a pas un tel organon. Leur incapacité ne provient que de ce qu'ils négligent d'employer l'esprit également dans ses deux modes d'opération. Par ce défaut d'usage, ils ont laissé se détériorer et se détruire l'instrument dont la nature les avait pourvus. A coup sûr, si un homme est complètement privé de la faculté sympathique, on ne peut pas s'attendre à ce qu'il l'exerce. Mais, dans ce cas, il n'a pas le droit de s'engager à la recherche de la vérité. Il n'a pas l'organon nécessaire. Et si, étant ainsi incapable, il persiste à outrager les autres, c'est à la Société à le réprimer.

Mais que devons nous penser d'hommes qui, ayant la conviction de leur incapacité à atteindre des connaissances positives, n'hésitent pas à soumettre aux plus horribles traitements, des milliers de créatures vivantes, qu'ils ont toute raison de considérer comme aussi sensibles qu'eux-mêmes, sous le prétexte d'acquérir par là des connaissances ?

On observera que je considère les matérialistes comme dans l'erreur, non parce qu'ils nient avoir *eux-mêmes* la possession d'aucun organon de connaissance, mais parce qu'ils le nient pour l'humanité toute entière.

Le fait est qu'il appartient à tous ceux qui ne refusent pas d'employer l'esprit dans ce qui est, je vais le montrer, sa capacité féminine aussi bien que masculine. Car, étant l'un actif, agressif et dirigé au dehors, et l'autre passif, sympathique et dirigé au-dedans, l'Intellect et l'Intuition, constituent respectivement les modes masculin et féminin de l'activité de l'esprit. Et, précisément, de même que l'harmonieuse coopération de ces deux forces opposées dans l'animal et les autres modes d'existence, est essentielle à leur productivité, de même en est-il pour le mode mental. Du parfait accord de l'Intellect et de l'Intuition, convenablement purifiés et développés, et de cela seul, résulte le sûr discernement de la vérité. Car la vérité est connue par l'accord de l'esprit avec lui-même. Donc, s'ils refusent d'agir ensemble dans l'amour, et s'ils se tiennent, au contraire, à part pour agir dans la haine, ils ne peuvent aboutir à aucun résultat vrai; mais, s'ils ne sont pas complètement stériles, ils ne produisent qu'une couvée de monstres. Si elle repousse son vrai compagnon, l'Intellect, l'Intuition engendre la superstition. S'il repousse sa vraie compagne l'Intuition, l'Intellect engendre le Matérialisme, dont le fils aîné a toujours été et sera toujours Caïn, d'où dérivent directement les vivisecteurs. Ne peut-on pas supposer que, dans sa répugnance à admettre les femmes dans ses écoles scientifiques, le savant matérialiste ne soit mû par l'appréhension de voir l'Intuition trouver parmi celles de son sexe son propre représentant, et de la voir se partager la domination avec l'Intellect; et de voir enfin sortir de cette union l'écrasement du système qu'ils ont élevé au prix de tant de cruautés inutiles? Ceux qui ont pénétré le secret de l'histoire du monde, ne peuvent-ils pas espérer, en toute confiance, que, lorsqu'ajoutant l'Intellect à l' Intuition, la femme, munie de la Connaissance, gagnera la route des laboratoires de physiologie, alors une nouvelle Rédemption sera opérée, car les animaux auront trouvé leur Christ?

C'est par ses ennemis que le mouvement contre la vivisection fut d'abord appelé une Croisade. Je salue et j'adopte l'expression. C'est une Croisade, dans son sens le plus noble et le plus complet, c'est-à-dire, l'élévation de l'étalon de la parfaite Humanité, de l'Humanité de l'Homme et de la Femme, de l'Humanité qui seule est divine, au lieu de son image mutilé, comme aujourd'hui, par une science matérialiste. Nous combattons sous la Croix de l'Aspiration et de la Compréhension, de la Raison et du Cœur, de la Force et de la Sympathie, de l'Intellect et de l'Intuition, de l'Homme et de la Femme; en un mot, de toute cette divine nature, dont chaque individu, homme ou femme, a la possession potentiellement; et dont chacun doit obtenir la possession actuellement, afin d'atteindre la perfection qui lui est due, et la récompense qui doit en résulter.

Ce n'est pas par le manque de l'élément féminin dans le caractére français, que la France a atteint un tel degré dans la cruauté et l'impureté. On l'a surnommée la Femme des Nations; mais c'est comme la Madeleine non repentante, plutôt que comme la Madone non tombée; c'est comme une Hélène qui, se donnant à Pâris, a choisi l'amour le plus bas, et le sentier fleuri qui mène à la ruine. Nouvelle Cassandre, crierai-je aussi inutilement? Ses prophéties furent accomplies, bien qu'elle eût été méprisée. Ce n'est pas seulement aux femmes de France que je m'adresse, mais à la Femme en France, à l'élément sympathique, intuitif et féminin de tout caractère français. Comme sa mère Ève, cette femme s'est perdue en agissant sans l'homme. En se séparant de l'Intellect, Elle, l'Intuition, elle est tombée. Et l'Homme, l'Intellect, l'a suivie dans sa chute, non pour la relever et la mettre à sa vraie place à côté de lui, mais pour la faire tomber plus bas, pour mettre le pied sur elle, et pouvoir ainsi régner seul. Ayant ainsi le pouvoir, l'homme a régné avec un sceptre de fer, arrachant des larmes de sang à chacun de ses coups.

Voyez-vous maintenant le but de notre croisade? Il ne s'agit pas de reconquérir quelque saint sépulcre; mais d'arracher la « Femme » à son « Désert » et de lui rendre sa vraie place, à côté de « l'Homme » de telle sorte que « revêtus du soleil, et portés jusqu'au trône du ciel, » elle et lui, puissent ensemble, comme une humanité parfaite, gouverner la terre dans la justice et l'amour. Alors, le « dragon » du Matérialisme, et toute sa couvée meurtrière, aujourd'hui si courroucés parce qu'ils savent que leur temps est compté, seront précipités dans l'abîme sans fond. La vraie science couvrira la terre comme les eaux couvrent le lit de la mer. La grande semaine de création de la haute conscience de l'homme sera terminée, et le sabbat de la perfection sera atteint. Car l' homme et ses frères d'un rang inférieur, également rachetés par la toute-puissance de la Sympathie, se réconcilieront et vivront en amitié. Et ainsi, une fois encore le Divin Enfant aura eu sa naissance parmi les animaux.

Mais qu'arrivera-t-il si « l'Homme » refuse de relever la « Femme, » ou si la « Femme » ne consent pas à ce retour ? Hélas ! dans ce cas les maux les plus terribles se déchaineront, même un autre déluge, une autre mer rouge, une nouvelle Sodome et une nouvelle Gomorrhe, « avec du sang et du feu et des colonnes de fumée » et de la seconde cité de Paris on écrira comme de la première : FUIT ILIUM !

Car c'est ainsi que toujours ont péri, et que toujours périront ceux qui veulent s'obstiner dans la tentative de construire la Société en dépit du principe fondamental de l'existence divine. Or, si ce principe est l'Amour, alors le principe de la Vivisection est son antithèse.

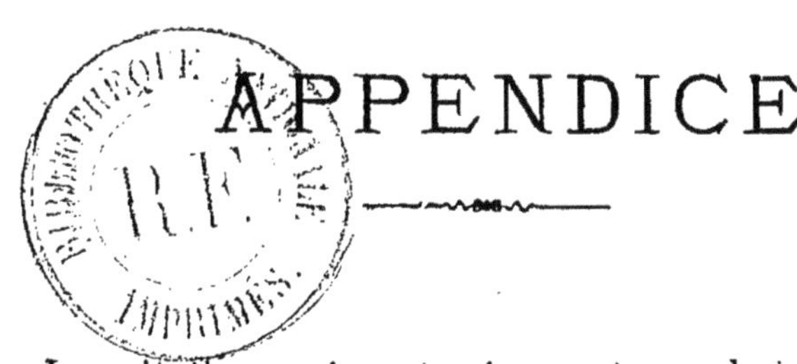


# APPENDICE

Les citations qui vont suivre ont pour but de montrer, premièrement la rigueur, deuxièmemeut l'inutilité, et troisièmement la prolongation des expériences de vivisection; et par conséquent, l'impossibilité d'anesthésier les animaux pendant l'expérience, quand même on avait l'habitude d'y songer. Elles sont empruntées aux meilleurs ouvrages d'instruction en usage sur le continent et en Angleterre, et ce ne sont pas des exemples exceptionnels, mais caractéristiques et démontrant tous combien les expériences de vivisection sont à la fois cruelles, inutiles et prolongées.

Les premières citations sont empruntées au *Traité élémentaire de physiologie* de M. Béclard, professeur de physiologie à la Faculté de Médecine de Paris. Les autres sont extraites de l'ouvrage de M. Gavarret sur la chaleur animale, et de différentes publications médicales et scientifiques, jouissant toutes d'une véritable réputation et d'une réelle autorité.

Dans aucun cas, les animaux opérés ne l'ont été dans leur propre intérêt; tous, ils étaient sains et bien portants, pleins de vie et de joie.

1. M. Thiry a dernièrement pratiqué sur les animaux vivants des fistules intestinales par un procédé nouveau. Les animaux survivent plus difficilement à l'opération.

II

M. Thiry et après lui MM. Ludwig, Kühne, Schiff, ont néanmoins réussi à conserver quelques animaux vivants. Voici comment l'on procède. On ouvre l'abdomen, et on attire au dehors une anse d'intestin grêle d'environ 50 ou 60 centimètres de longueur... On réunit par suture les deux bouts de l'intestin... Si l'animal a la fortune de survivre il reste au bout de 15 à 18 jours une double ouverture fistuleuse.

« Attirez au dehors de l'abdomen d'un animal vivant une anse intestinale : ouvrez cet intestin et excitez la surface muqueuse à l'aide d'un acide faible tel que le vinaigre. »

Béclard, pp. 128-9.

2. « Lorsqu'on injecte par une plaie œsophagienne dans l'estomac d'un cheval à jeun 30 grammes d'extrait alcoolique de noix vomique ou 3 ou 4 grammes de sulfate de strychnine, l'animal meurt au bout d'un quart d'heure au milieu des convulsions caractéristiques de l'empoisonnement par la strychnine. » P. 155.

3. « Legallois asphyxiait des lapines pleines, en leur plongeant la tête sous l'eau. Les fœtus renfermés dans le sein de la mère asphyxiée pouvaient être retirés vivants, 12, 15, 20 minutes après la mort de la mère... Buffon a répété cette expérience plusieurs fois de suite sur le même animal, en ayant soin de le laisser respirer pendant un pareil espace de temps entre chaque épreuve. » P. 413.

4. Un animal auquel les lobes cérébraux, le cervelet, les corps striés, les couches optiques, les tubercules quadrijumeaux, la protubérance annulaire, ont été sucessivement enlevés, continue encore à exécuter des mouvements respiratoires. Si sur un animal ainsi mutilé, on continue à enlever, de haut en bas des rondelles nerveuses sur le bulbe rachidéen, l'animal tombe comme

frappé de la foudre quand on est parvenu au point du bulbe correspondant à l'origine des nerfs pneumogastriques. » P. 416.

5. « Lorsqu'on supprime sur les animaux l'évaporation cutanée et qu'on s'oppose ainsi d'une manière absolue à la sortie de la vapeur d'eau et à celle de l'acide carbonique, il s'établit peu à peu, des désordres graves, qui se terminent par la mort des animaux. Pour supprimer les fonctions de la peau, on a imaginé de mettre à nu, par la tonte du poil, la peau du chien, du mouton, du lapin, du cheval, et de recouvrir la surface rasée avec un vernis épais et siccatif. Les animaux ainsi préparés, ont succombé au bout d'un temps variable; il est rare qu'ils aient survécu plus de 6, 8, 10 ou 12 heures.... Après la mort, on trouve les tissus et les organes gorgés d'un sang noir.. Il est plus que probable que l'acide carbonique non expulsé, a amené à la longue, une asphyxie lente ».

M. Endhuisen.... est arrivé à graduer la durée de la vie. Un lapin, entièrement couvert de verni, meurt en 10 heures. Lorsqu'il n'y a que le douzième, le dixième, ou le huitième de la surface du corps enduit de verni, l'animal survit. Le sixième, le quart, ou plus encore de la surface étant couvert, l'animal souffre et meurt au bout de 96, de 48, ou de 24 heures. » P. P. 422. 423.

6 « M. Majendie a montré par expérience que les chiens succombent au bout de 18 minutes, dans une étuve à + 120°, au bout de 24 minutes, dans un étuve à + 90° ; au bout de 30 minutes dans une étuve à + 80° ». P. 483.

7 « M. Brown-Sequard a dernièrement annoncé, que les lapins, les chiens, les chats, et les cochons-d'Inde succombent très-rapidement à l'excision des capsules surrénales.... M. Gratiolet a montré que des cochons d'Inde

auxquels on a ouvert l'abdomen, et tourmenté les parties voisines des capsules surrénales, sans cependant les enlever, succombent aussi rapidement que ceux auxquels on a excisé ces organes. MM. Bernito et Perrosino concluent de leurs expériences sur les chevaux, que l'extirpation des capsules surrénales, est une opération qui, ne pouvant être exécutée sans produire des hémorrhagies, la déchirure des nerfs et l'écrasement des ganglions sémilunaires, est une cause de mort plus ou moins prompte par suite des lésions produites pendant l'opération. » P. 575.

8. « Dépouillez les membres postérieurs et isolez les nerfs lombaires. Appliquez un excitant quelconque sur les troncs nerveux et sur les ramuscules nerveuses aussi près des muscles qu'on puisse les prendre....... Autre expérience : On découvre sur une certaine longueur le nerf sciatique, et on coupe le nerf; on pratique ensuite la ligature des vaisseaux du même membre postérieur, après quoi on empoisonne l'animal, en plaçant un fragment de curare dans une incision faite à la peau du dos. » Quand l'animal est empoisonné, les excitants sont appliqués sur tous les nerfs, » etc., etc P. 662.

9. « On coupe la moëlle au-dessous du bulbe, on met à découvert les nerfs sciatiques sur chaque membre postérieur, et on coupe un des deux nerfs, puis on suspend librement l'animal par la tête. Si on observe alors la situation des deux membres postérieurs, on constate une différence qui s'est montrée constamment la même dans 62 expériences. La patte dont le nerf est coupé est flasque et pendante, etc..... M. Broudgeest a fait des expériences analogues sur des lapins et sur des oiseaux... Si l'on détache par l'une de ses extrémités un muscle fraichement préparé sur un animal vivant, tout en conservant le nerf qui s'y rend, si l'on attache à l'extrémité

de ce muscle, un poids déterminé..... on remarque...... qu'il a augmenté de longueur ». 681-2.

10 « MM. Volkers et Henson ont fait porter l'excitation sur les nerfs ciliaires eux-mêmes. Leurs expériences ont été faites sur les chiens auxquels ils excisaient la plus grande partie de l'iris. » P. 835.

11. « Quand l'animal survit à l'opération (la section de la cinquième paire des nerfs craniens) on constate qu'au bout de quelques jours la cornée devient opaque. Elle s'ulcère même parfois, et l'œil se perd en se ridant ». P. 100—9.

12. « L'auteur imagine alors un nouveau procédé. Après avoir coupé le nerf de la cinquième paire à un lapin, et fermé les paupières du côté lésé par une suture, il fixe au-devant de l'œil, par quelques fils, l'oreille du même côté. Le sixième jour, les fils de la suture tombèrent avec la suppuration des paupières. Dans une autre expérience, au moment où les fils se relachèrent, on renouvela les points de suture, et le succès fut tel que, jusqu'au dixième jour, c'est-à-dire jusqu'au moment de la mort de l'animal, la cornée garda son état normal....

» La cinquième expérience de M. Schiff. Le cinquième jour, l'animal fut trouvé mort de faim.... Majendie avait constaté que.., la section du nerf de la septième paire et l'excision des paupières, sont suivies par opthalmie. » P. 1009.

13. « Si l'animal est jeune, il succombe en peu d'instants après la section des deux nerfs pneunogastriques. Les animaux plus âgés, résistent mieux, mais ils ne tardent pas, en général, à succomber par asphyxie, au bout de peu d'heures, ou tout au plus de quelques jours..... Cette difficulté de respirer, augmente les efforts d'inspiration de l'animal, et les effets dont nous parlons s'exagèrent encore. C'est pour cela que dans toutes les expériences

où l'on veut prolonger la vie de l'animal, on fait une large incision, à la trachée au-dessous du larynx. Malgré cette opération accessoire, les animaux succombent souvent, très-rapidement, et ce n'est que par un hasard heureux qu'on peut les conserver vivants, pendant un mois ou deux. » P. 1,023,-4.

14. « Les origines multiples de ce nerf (le nerf spinal) rendent la section complète de sa portion intracrânienne presque impossible, ou bien il faut faire subir aux animaux une mutilation telle, qu'ils succombent en peu d'instants. M. Bernard a imaginé un procédé très-ingénieux, à l'aide duquel il est possible d'enlever complétement ce nerf sur l'animal vivant... Ce procédé consiste à saisir le spinal à sa sortie du trou déchiré, et à opérer, par *arrachement*, la destruction de toutes ses origines. » P. 1027-8.

15. « Lorsqu'on place un cœur arraché de la poitrine d'un animal vivant, dans une atmosphère remplie de vapeurs d'éther ou de chloroforme, le cœur cesse de battre plus tôt que lorsqu'on le laisse à l'air libre. P. 1402. *note*.

16. « Les expériences ont été faites sur des grenouilles, des oiseaux, des mammifères de toute espèce. Les animaux auxquels on met la moelle épinière à nu pour pratiquer la section des faisceaux postérieurs de la moelle, perdent, a-t-on objecté, une grande partie de leur sensibilité... de là, a-t-on ajouté, une grande incertude dans l'appréciation exacte des résultats. Il est vrai que les efforts violents de l'animal pendant l'opération entraînent immédiatement après l'opération, un épuisement momentané. Mais, en laissant reposer l'animal, il recouvre en peu de temps la sensibilé et l'intégrité des mouvements. C'est alors seulement qu'on pratique la section des faisceaux postérieurs. » P. 1045-6.

17. « Pour éveiller la sensibilité et déterminer la douleur sur un animal, en excitant les rameaux ou les ganglions du grand sympathique, il faut revenir plusieurs fois à la charge... Pour pratiquer l'excitation et bien constater la sensibilité propre au grand sympathique, il est utile de ne pas expérimenter aussitôt après l'éventration de l'animal; il faut attendre quelque temps, parce que les vives douleurs qui résultent de la section des nerfs rachidiens ne sont pas encore apaisées, et qu'elles masquent en partie la sensibilité plus obscure du grand sympathique. » P. 1072.

18. « Lorsque, sur des lapins, on a retranché le solaire, l'animal est bientôt atteint de diarrhée. L'animal survit deux ou trois jours à cette opération... M. Colin a observé après cette section (le nerf grand sympathique) sur les chevaux, que la partie correspondante de la face est peu après, mouillée par une sueur abondante... MM. Snellen et Donders, d'Utrecht, coupent à un lapin le nerf grand sympathique du côté droit à la région cervicale. Puis on introduit, dans chaque oreille, par une plaie pratiquée à dessein, une petite perle de verre sur laquelle on recoud la plaie... Au bout de six jours, l'oreille droite n'est presque plus gonflée, l'oreille gauche est fortement tuméfiée. Au bout de douze jours, la plaie de l'oreille droite s'est ouverte par déchirure des bords de la plaie... Au bout du même laps de temps, le gonflement de l'oreille gauche a considérablement augmenté, et il s'est formé dans son épaisseur un vaste abcès purulent... Voici d'autres résultats curieux : on coupe à droite, sur un lapin, le grand sympathique au cou, et lorsque les vaisseaux du globe oculaire du même côté sont dilatés, *on verse de l'acide acétique concentré sur les deux yeux*... Les yeux se troublent à l'instant, l'epithelium cautérisé ne tarde pas à se déta-

cher, une conjonctive violente éclate, et, la cornée est encore si trouble au bout de quatre semaines, qu'on n'a perçoit pas la pupille. » P. 1081-3.

19. « M. Chossat a soumis douze pigeons à la privation complète d'aliments et de boissons, et les a abandonnés à eux-mêmes jusqu'à la mort... Il les a observés tous les jours, à midi et à minuit.

» *De la Chaleur Animale* par Gavarret. » P. 394.

20. « Complétons maintenant l'histoire de l'inanition par le tableau qu'a tracé M. Chossat des symptômes généraux présentés par les animaux privés de toute nourriture. Restés calmes pendant une partie plus ou moins grande de l'expérience, par exemple, pendant la première moitié, les deux tiers ou la presque totalité de celle-ci, ils deviennent ensuite plus ou moins agités. Et cette agitation continue aussi longtemps que la chaleur animale reste élevée ; quelque fois, l'agitation commence dès le début. Le dernier jour de la vie, l'agitation cesse est est remplacée par un état de stupeur ; l'animal mis en liberté, tantôt regarde avec étonnement autour de lui, sans chercher à s'envoler, tantôt ferme les yeux, comme dans un état de sommeil. Cet état de stupeur s'accompagne d'un affaiblissement graduellement croissant. La station devient vacillante et la tête branlante, les orteils froids et livides, se mettent en boule, et empêchent l'animal de se fixer solidement sur le sol, bientôt il tombe sur le côté, et il y reste couché, immobile, comme on l'y place, et sans pouvoir se relever. Enfin, l'animal s'affaiblit de plus en plus, la respiration se ralentit la sensibilité diminue graduellement ; la pupille se dilate, et la vie s'éteint tantôt d'une manière calme et tranquille, tantôt après quelques spasmes, de légères convulsions des ailes et de la rigidité opisthotonique du corps. » P. 408-9.

21. « Delaroche et Berger ont aussi experimenté sur des mammifères et sur des oiseaux. Ils ont constaté que dans une étuve sèche, l'énergie et la durée de leur résistance sont en raison directe du volume de leur corps....

Dans les expériences qui ont été continuées jusqu'à la mort des animaux, la température de l'étuve a varié de 50° à 93°, 75.

Tous ces animaux, malgré les différences d'espèces et de familles, ont présenté ce trait commun au moment de la mort. » P. 459.

22 « On produisit des brûlures en imbibant d'huile de térébenthine la poitrine et le ventre de chiens, de cinq à dix fois, à courts intervalles, et en l'enflammant chaque fois, ou bien en versant sur les mêmes parties huit onces d'eau bouillante, neuf fois, à courts intervalles. Tous les chiens moururent soit en quelques heures, soit, au plus tard, en cinq jours. *(Edinburgh-Medical-Journal, 1868-69, p. 1,026.)*

23 « Si on continue à administrer chaque jour, à un chien, une dose d'alcool suffisante pour produire l'intoxication, on remarque, à partir du quinzième jour, une excitation nerveuse d'un caractère tout à fait particulier. L'animal est mélancolique et mal à l'aise ; il écoute ; le moindre bruit le fait bondir ; quand la porte est ouverte, saisi par le froid, il se précipite dans le coin le plus sombre de la pièce ; il ne répond plus aux caresses, il se sauve et essaie de mordre celui qui veut le saisir, et pousse des cris à la moindre menace de coups. Cet état d'irritation et de crainte augmente chaque jour, et, à partir de la fin du premier mois, il s'y ajoute des étourdissements et des hallucinations ; cela devient un véritable délire. Au milieu de la nuit, il pousse des hurlements plaintifs, ou, quand tout est tranquille, il se met à aboyer, et ses grognements deviennent plus violents et plus fréquents

comme si un ennemi s'approchait ; on ne le rassure pas en lui parlant, ni en l'appelant, il faut s'approcher de lui avec une lumière. A la fin, pendant le jour, il gronde sans motif ; il se croit poursuivi et crie, et court se cacher çà et là, en tournant la tête en arrière et en mordant le vide. *(Dr Magnan, The Lancet, numéro 2,664, p. 411.)*

24. Je me rappelle un pauvre chien dont Magendie voulait mettre à nu les racines des nerfs vertébraux. Le chien, déjà mutilé et sanglant, s'échappa deux fois sous le couteau implacable et jeta ses pattes de devant autour du cou de Magendie, le léchant comme pour adoucir son meurtrier et demander grâce. Les vivisecteurs peuvent rire, mais j'avoue que je ne pus contempler cet écœurant spectacle. *(Dr Latour, The Lancet, numéro 2,086, p. 224-225.)*

25. Le compte-rendu suivant d'une série d'expériences faites par M. Priestley pour essayer les propriétés d'un nouveau poison métallique irritant, appelé *vanidium*, est formulé dans un mémoire récemment lu devant la *Royal Society* et publié dans les *philosophical Transactions* de cette société, société, notons-le en passant, libéralement soutenue par le Parlement aux frais des contribuables. Le compte-rendu est extrait d'un article du journal *le London*. Il permettra, mieux qu'un rapport technique et sec, à nos lecteurs de se faire une idée exacte de la vraie nature des procédés en usage dans un grand nombre de laboratoires consacrés aux recherches physiologiques et biologiques. C'est comme un exemple caractéristique que nous le reproduisons ici. Les expériences furent au nombre de quatre-vingt-une, et le nombre d'animaux sacrifiés de cent environ. Comme M. Priestley employait dans ses expériences un poison irritant, il ne pouvait naturellement faire usage d'anes-

thétiques, de sorte que les souffrances des animaux n'avaient aucune atténuation; elles n'étaient terminées que par la mort. Après avoir noté ces détails, l'écrivain continue : « Un esprit ordinaire se fut contenté de prouver que le *vanidium* est un poison irritant, et se serait borné à deux ou trois expériences; mais M. Priestley avait à faire une lecture devant la *Royal Society*... Il expérimenta sur les muscles, les nerfs, la respiration, le sang des sujets, jusqu'à ce qu'il eut recueilli assez de notes pour des développements respectables et suffisants... Il commença par les infusoires... Puis il se consacra quelque temps aux grenouilles. La première qui fut empoisonnée donna des signes de convulsion. Pendant trois heures et quarante minutes, elle resta en proie aux souffrances, et puis... M. Priestley coupa les pattes de la grenouille afin de pouvoir observer l'effet du poison appliqué sur les parties mises à nu. Il prit ensuite un pigeon. L'expérience commence à trois heures quarante-sept de l'après-midi. A neuf heures quarante-huit son état est ainsi noté : Le corps est étendu, les pattes paralysées, soupirs, bec ouvert, rejet de matières sanglantes. Mêmes signes jusqu'à la mort.

Le 15, l'expérience est faite sur un cochon d'Inde. Les effets sont ainsi notés :

Huit heures cinquante-un , injection complète.

Neuf heures dix, très-mal à l'aise, court autour de la boîte en poussant de petits cris.

Dix heures dix, essaye de se cacher dans un coin et gémit en agitant sa tête convulsivement.

Dix heures quarante-cinq, crie quand on lui touche l'estomac (ce qui n'est pas étonnant puisque le poison corrosif déchire et brûle les délicates membranes de ses parties vitales).

Onze heures, pousse des cris sourds,

Onze heures vingt-cinq, cris continuels. Evidemment mal à l'aise (!!!).

Cinq heures trente, bruit roulant dans la gorge. Efforts comme s'il souffrait beaucoup. Asphyxie. Les yeux en saillie. Soupirs à intervalles (il meurt après quatorze heures d'agonie).

Après sept autres expériences, il prend un lapin qui reproduit très-bien les symptômes généraux. Puis, c'est un chien terrier, sur lequel, quelques jours auparavant, on avait expérimenté en injectant du poison dans ses veines, opération à laquelle il avait malheureusement survécu.

A onze heures cinquante, il est légèrement malade.

A midi cinq, il est en proie à une grande frayeur.

A deux heures, il fait des efforts pour vomir mais sans succès.

Le reste des observations est ainsi abrégé :

L'animal, brisé de terreur, tourne de tous côtés avec des nausées et en faisant des efforts et en se tordant dans toutes les postures de l'agonie. Cela dura trois heures un quart, jusqu'à ce que, incapable de se soutenir davantage, il s'affaissa sur son côté et mourut. Et les *philosophical Transactions* furent continuées sur d'autres victimes avec des détails et des résultats encore plus horribles. C'est ainsi que, grâce à la libéralité du gouvernement britannique, nos physiologistes s'efforcent de se sauver du ridicule qui s'attache à l'humanité aux yeux des savants français et de l'étranger.

FIN.

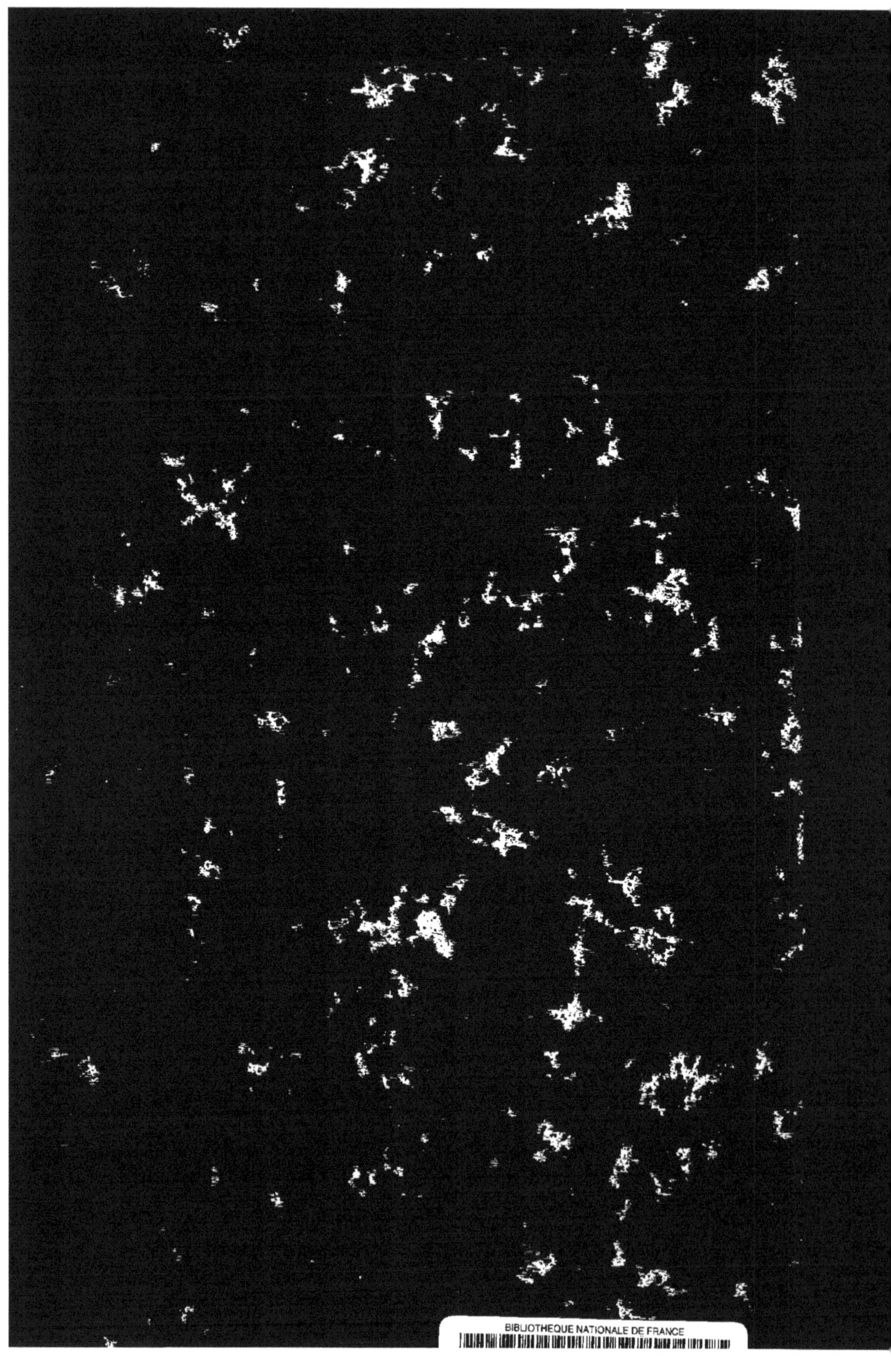

www.ingramcontent.com/pod-product-compliance
Ingram Content Group UK Ltd.
Pitfield, Milton Keynes, MK11 3LW, UK
UKHW021004200726
13857UKWH00004B/1260

9 782012 485662